Vivek Manohar Kavila
Jerusha P.
Hyandavi Balla

Distúrbios hemorrágicos

AF525522

Vivek Manohar Kavila
Jerusha P.
Hyandavi Balla

Distúrbios hemorrágicos

Implicações na cirurgia oral e maxilofacial

ScienciaScripts

Imprint
Any brand names and product names mentioned in this book are subject to trademark, brand or patent protection and are trademarks or registered trademarks of their respective holders. The use of brand names, product names, common names, trade names, product descriptions etc. even without a particular marking in this work is in no way to be construed to mean that such names may be regarded as unrestricted in respect of trademark and brand protection legislation and could thus be used by anyone.

Cover image: www.ingimage.com

This book is a translation from the original published under ISBN 978-620-8-41586-0.

Publisher:
Sciencia Scripts
is a trademark of
Dodo Books Indian Ocean Ltd. and OmniScriptum S.R.L publishing group

120 High Road, East Finchley, London, N2 9ED, United Kingdom
Str. Armeneasca 28/1, office 1, Chisinau MD-2012, Republic of Moldova, Europe
Managing Directors: Ieva Konstantinova, Victoria Ursu
info@omniscriptum.com

Printed at: see last page
ISBN: 978-620-8-55707-2

Copyright © Vivek Manohar Kavila, Jerusha P., Hyandavi Balla
Copyright © 2025 Dodo Books Indian Ocean Ltd. and OmniScriptum S.R.L publishing group

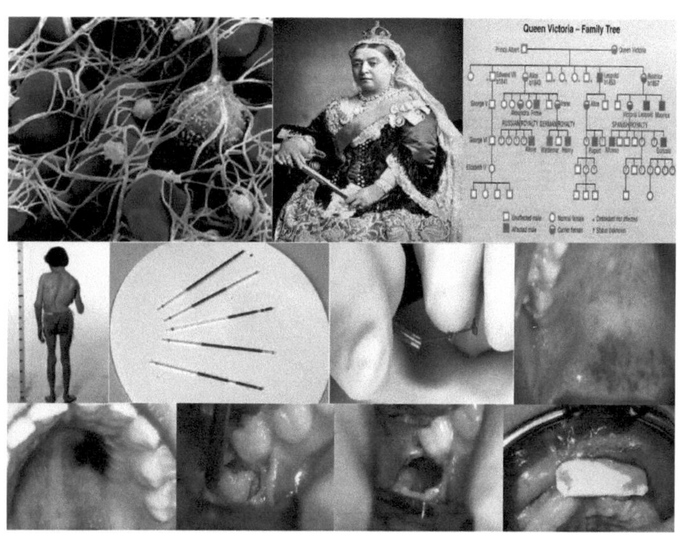

"DISTÚRBIOS HEMORRÁGICOS E IMPORTÂNCIA NA CIRURGIA ORAL E MAXILOFACIAL"

ÍNDICE

INTRODUÇÃO ... 3
ANTECEDENTES DE PERTURBAÇÕES HEMORRÁGICAS ... 7
FISIOPATOLOGIA ... 14
COAGULOPATIAS RELACIONADAS COM DOENÇAS ... 37
AVALIAÇÃO CLÍNICA E DO PACIENTE ... 46
DOENÇA DO FÍGADO ... 67
GESTÃO DE DOENTES SOB AGENTES ANTIPLAQUETÁRIOS ... 73
CONCLUSÃO ... 80
BIBILOGRAFIA ... 97

INTRODUÇÃO

As doenças hemorrágicas são um termo geral para uma vasta gama de problemas médicos ou dentários que levam a uma má coagulação do sangue e a hemorragias contínuas. Os médicos também as designam por coagulopatias, hemorragias anormais e perturbações da coagulação, diátese hemorrágica.

Quando uma pessoa tem um distúrbio hemorrágico, tem tendência para sangrar durante mais tempo, pelo que estas são as condições em que a capacidade de coagulação do sangue é afetada. A doença pode causar hemorragia prolongada ou excessiva, que pode ocorrer espontaneamente ou na sequência de uma lesão ou de procedimentos médicos e dentários.

No sistema vascular do corpo, o sangue flui no seu estado líquido enquanto os componentes de coagulação do sistema hemostático circulam nas suas formas inactivas. Uma vez activados, os componentes hemostáticos sofrem uma série de reacções para produzir um coágulo no local de um vaso sanguíneo lesionado, resultando na reparação da lesão. Se este sistema hemostático saudável se tornar defeituoso, através de um estado de hipercoagulabilidade ou de uma doença hemorrágica, é previsível uma coagulação anormal ou uma perda de sangue, respetivamente. Por conseguinte, a hemostase pode ser considerada um sistema instável. Ter um conhecimento prático do sistema hemostático é vital para a compreensão da fisiopatologia e para o tratamento de doentes com problemas de hemorragia ou de coagulação.

Fisiologicamente, a hemostase é o mecanismo do organismo destinado a evitar a perda de sangue através da formação de um coágulo nos vasos sanguíneos lesionados. Quando ativado, o sistema hemostático envolve uma série de eventos complexos e bioquímicos, incluindo três fases principais: a *fase vascular*, a *fase plaquetária* e a *fase de coagulação.* [1]

A fase vascular envolve a vasoconstrição das artérias e veias, a exposição do colagénio e a libertação de factores tecidulares especializados que activam as plaquetas para a área lesada. A fase plaquetária envolve a adesão e a agregação de plaquetas (trombócitos) para formar um coágulo temporário frágil e gelatinoso, denominado *tampão hemostático de plaquetas*. Este tampão plaquetário tenta selar a(s) área(s) lesionada(s) ou a(s) lacuna(s) nos vasos para evitar temporariamente a perda de sangue. A fase de coagulação envolve a ativação de uma "cascata" de doze factores de coagulação (ou factores de coagulação do plasma) que, em última análise, produzem filamentos de fibrina. A fibrina liga-se ao tampão plaquetário para formar o coágulo permanente e apertado, designado por *coágulo hemostático*. Para manter o equilíbrio, é ativado o sistema fibrinolítico do organismo: os mecanismos anti-coagulação do sistema fibrinolítico impedem a expansão do coágulo final, provocam a dissolução do coágulo existente e completam a reparação do vaso lesado. A ilustração microscópica do coágulo hemostático (trombo) mostra uma matriz de plaquetas, glóbulos vermelhos, glóbulos brancos e fibrina.

As alterações do sistema hemostático dão origem a uma miríade de perturbações hemorrágicas. As perturbações do sistema hemostático do organismo podem ter consequências clínicas graves a nível da coagulação ou da hemorragia. Relativamente às doenças hemorrágicas, estas podem ser adquiridas, hereditárias ou induzidas por medicamentos. Caracterizadas por um grupo de condições distintas, as doenças hemorrágicas podem afetar a "capacidade dos vasos sanguíneos, das plaquetas e dos factores de coagulação para manter a hemostase.

Os profissionais de saúde dentária são cada vez mais chamados a prestar cuidados dentários de qualidade a indivíduos cujos mecanismos de hemorragia e coagulação foram alterados por doenças hereditárias ou adquiridas. Isto proporciona uma oportunidade para o dentista que está treinado no reconhecimento de sinais orais e sistémicos de hemostase alterada para ajudar no diagnóstico da condição subjacente.

Vários procedimentos dentários implicam o risco de hemorragia que pode ter consequências graves, como hemorragia grave ou possivelmente a morte, para o doente com distúrbios hemorrágicos. Os cuidados dentários seguros podem exigir a consulta do médico do doente, a gestão sistémica e modificações do tratamento dentário.

Dependendo da causa, o tratamento médico e dentário pode ser diferente para qualquer um dos distúrbios hemorrágicos. Por conseguinte, é imperativo que os profissionais de medicina dentária efectuem avaliações clínicas abrangentes e comuniquem com o médico supervisor do doente para desenvolver estratégias de planeamento do tratamento adequadas para tratar esses doentes. Inevitavelmente, os dentistas e higienistas dentários irão tratar um número considerável de pacientes com problemas hemorrágicos no ambiente dentário; no entanto, muitos clínicos podem considerar as complicações hemorrágicas destes pacientes como um desafio significativo. Por conseguinte, este curso de formação contínua pretende abordar esses desafios, incluindo: conhecimentos sobre o sistema hemostático; interpretação de testes laboratoriais; uma visão geral das causas subjacentes a distúrbios hemorrágicos comuns; opções de gestão clínica para abordar o risco de hemorragia durante e após procedimentos dentários invasivos; e a apresentação de recomendações actuais relativas à gestão de doentes em terapia anti-coagulante e anti-plaquetária. A aquisição de conhecimentos sobre estes aspectos essenciais melhorará consideravelmente a gestão de pacientes com distúrbios hemorrágicos no consultório dentário. O coágulo é o produto final do sistema de coagulação, que mostra um coágulo de fibrina ou trombo. Os fios brancos são fibrina, a estrutura com amarelo na superfície é um glóbulo branco, as plaquetas são verdes e as estruturas vermelhas são glóbulos vermelhos.

Os cirurgiões orais e maxilo-faciais efectuam uma grande variedade de procedimentos cirúrgicos, incluindo a remoção de dentes, várias biópsias de tecidos, implantes endósseos e cirurgia maxilo-facial de grande porte. Uma das principais complicações destas várias técnicas cirúrgicas é a hemorragia não controlada. O melhor tratamento da hemorragia perioperatória é a prevenção. Isto inclui uma avaliação pré-operatória adequada do doente, o conhecimento dos vários distúrbios hemorrágicos e a caraterização dos métodos corretos de tratamento. [2]

ANTECEDENTES DE PERTURBAÇÕES HEMORRÁGICAS HISTÓRIA ANTIGA:

Desde a antiguidade que são feitas referências a hemorragias excessivas e inexplicáveis. No Talmud, uma coleção de escritos rabínicos judaicos do século II d.C., estava escrito que os bebés do sexo masculino não tinham de ser circuncidados se dois irmãos já tivessem morrido devido ao procedimento. No século XII d.C., um médico árabe de Córdoba chamado Albucasis escreveu sobre homens de uma determinada aldeia que tinham morrido de hemorragia incontrolável. Na literatura científica dos séculos seguintes, encontram-se referências ocasionais a hemorragias.

Nos Estados Unidos, a transmissão da hemofilia de mães para filhos foi descrita pela primeira vez no início do século XIX. Em 1803, o médico de Filadélfia Dr. John Conrad Otto escreveu um relato de "uma disposição hemorrágica existente em certas famílias". Reconheceu que uma determinada condição hemorrágica era hereditária e afectava predominantemente os homens. Ele rastreou a doença ao longo de três gerações até uma mulher que se estabeleceu perto de Plymouth, New Hampshire, em 1720. A palavra "hemofilia" apareceu pela primeira vez numa descrição de uma doença hemorrágica na Universidade de Zurique em 1828.

UMA DOENÇA REAL

A hemofilia tem sido frequentemente designada como a "Doença Real". A rainha Vitória de Inglaterra (1837-1901) era portadora do gene da hemofilia e, subsequentemente, transmitiu a doença a várias famílias reais. O oitavo filho de Vitória, Leopold, tinha hemofilia e sofria de hemorragias frequentes, que foram relatadas no British Medical Journal em 1868. Leopoldo morreu aos 31 anos de idade, vítima de uma hemorragia cerebral. A filha de Leopold, Alice, era portadora e o seu filho, Visconde de Trematon, nasceu com hemofilia. O Visconde morreu em 1928, de uma hemorragia cerebral semelhante à que matou o seu avô

Nicholas e Alexandra

A hemofilia desempenhou um papel importante na família real russa. Duas das filhas da Rainha Vitória, Alice e Beatrice, eram portadoras de hemofilia. Estas filhas transmitiram a doença às famílias reais espanhola, alemã e russa, assegurando que a doença estaria presente nas gerações futuras. Alexandra, a neta da Rainha Vitória, casou com Nicolau, o Czar da Rússia, no início do século XX. Alexandra era portadora da doença e o seu primeiro filho, Alexei, nasceu com hemofilia. Nicolau e Alexandra estavam preocupados com os problemas de saúde do filho, numa altura em que a Rússia estava em crise. O monge Rasputin ganhou grande influência na corte russa, em parte porque era o único capaz de ajudar o jovem czarevitch Alexei. Utilizou a hipnose para aliviar as dores de Alexei. O uso da hipnose não só aliviou a dor, como também pode ter ajudado a abrandar ou parar as hemorragias do rapaz. A doença do herdeiro do trono do czar, a pressão exercida sobre a família real e o poder exercido pelo monge louco Rasputin foram factores que conduziram à Revolução Russa de 1917. Em 1916, o curandeiro Rasputin, de 45 anos, foi assassinado em Petrogrado por um grupo de nobres empenhados em livrar a Rússia da influência corruptora do monge sobre Nicolau II e Alexandra.

ENCONTRAR A

No século XX, os médicos procuraram a causa das hemorragias excessivas. Até então, acreditavam que os vasos sanguíneos das pessoas com hemofilia eram simplesmente mais frágeis.

1920s

A doença de von Willebrand, o distúrbio hemorrágico hereditário mais comum, foi reconhecida pela primeira vez pelo médico finlandês Erik von Willebrand em 1925. Publicou o seu primeiro artigo sobre a doença em 1926. Nele, apresentou o pedigree de uma família escandinava da ilha de Aland, relatando sintomas hemorrágicos em 23 dos 66 membros da família.

1930s

Anteriormente, os médicos pensavam que as plaquetas defeituosas eram a causa provável dos distúrbios hemorrágicos. Mas em 1937, os médicos da Universidade de Harvard descobriram que podiam corrigir o problema de coagulação adicionando plasma sem plaquetas. Chamaram à substância "globulina anti-hemofílica".

1940s

Em 1944, o Dr. Pavlosky de Buenos Aires, Argentina, fez um teste de laboratório que mostrou que o sangue de uma pessoa com hemofilia podia corrigir o problema de coagulação numa segunda pessoa com hemofilia e vice-versa. O investigador encontrou dois doentes, cada um com uma deficiência em proteínas diferentes - o Fator VIII e o Fator IX. Este facto levou ao eventual reconhecimento da hemofilia A e da hemofilia B como duas doenças distintas. No final da década, as pessoas com hemofilia tinham uma esperança de vida inferior a 30 anos. O tratamento limitava-se à aplicação de gelo nas articulações onde ocorriam hemorragias internas e a dolorosas transfusões de sangue total.

Décadas de 1950 e 1960

Na década de 1950 e no início da década de 1960, a hemofilia e outros problemas hemorrágicos ainda eram tratados com sangue total ou plasma fresco. Infelizmente, não havia suficientes proteínas de fator VIII ou IX nestes tratamentos para parar hemorragias internas graves. Muitas pessoas com hemofilia grave, e algumas pessoas com formas ligeiras ou moderadas, morreram na infância ou no início da idade adulta. As causas mais comuns de morte foram hemorragias em órgãos vitais, especialmente no cérebro, e hemorragias excessivas após pequenas cirurgias ou traumatismos. Os que sobreviviam ficavam frequentemente incapacitados devido aos efeitos a longo prazo das hemorragias repetidas nas articulações. A pressão das hemorragias maciças nas articulações e nos músculos faz da hemofilia uma das doenças mais dolorosas.

Em meados da década de 1960, os factores de coagulação foram identificados e nomeados. Um artigo publicado na Nature em 1964 descreveu o processo de coagulação em pormenor. A interação dos diferentes factores na coagulação do sangue foi designada por "cascata da coagulação".

Em 1965, a Dra. Judith Graham Pool publicou um artigo sobre o crioprecipitado. Num grande avanço, a Dra. Pool descobriu que o precipitado resultante da descongelação do plasma era rico em fator VIII. Descobriu que, como o crioprecipitado continha uma quantidade substancial de fator, podia ser infundido para controlar hemorragias graves. Os bancos de sangue conseguiram produzir e armazenar o componente, tornando mais viáveis as cirurgias de emergência e os procedimentos electivos para os doentes com hemofilia. Este avanço também pôs fim à necessidade de transfusões de grande volume de plasma total para pessoas com hemofilia.

1970s

Na década de 1970, os concentrados em pó liofilizado contendo fator VIII e IX tornaram-se disponíveis. Os concentrados de factores revolucionaram os cuidados com a hemofilia porque podiam ser armazenados em casa, tornando o tratamento facilmente acessível. As pessoas com hemofilia podiam agora "auto-infundir" produtos de fator, reduzindo drasticamente o número de visitas hospitalares necessárias. Actividades como o trabalho e as deslocações passaram a ser realizadas com muito maior facilidade, tendo como benefícios uma maior comodidade e independência.

1980s

Embora a hepatite C já estivesse presente no fornecimento de sangue, no início da década de 1980 surgiria uma nova doença transmitida pelo sangue. Em meados da década de 1980, tornou-se claro que o VIH/SIDA podia ser transmitido através da utilização de sangue e de produtos sanguíneos, como os utilizados para tratar a hemofilia. Aproximadamente metade das pessoas com hemofilia nos EUA acabaria por ser infetada pelo VIH e milhares morreriam. O impacto avassalador do VIH na comunidade hemofílica iria repercutir-se durante a década seguinte.

DA DÉCADA DE 1990 ATÉ À ACTUALIDADE

O tratamento da hemofilia e de outros distúrbios hemorrágicos avançou na década de 1990. A segurança e a eficácia dos concentrados de factores melhoraram. Os produtos de fator tornaram-se mais seguros à medida que foram implementados métodos de rastreio mais rigorosos e foram utilizados modos avançados de inativação viral. Além disso, os produtos de fator sintético (não derivados do plasma) foram fabricados utilizando tecnologias recombinantes. Em 1992, o primeiro produto de fator VIII recombinante foi aprovado pela Food and Drug Administration (FDA). Em 1997, o primeiro produto de fator IX foi aprovado pela FDA. Foram também introduzidos outros medicamentos sintéticos, como o acetato de desmopressina (DDAVP), para tratar a hemofilia A ligeira a moderada e a doença de von Willebrand.

Em meados dos anos 90, a terapia profiláctica (um regime de tratamento preventivo) em crianças com hemofilia tornou-se mais comum. Os defensores argumentavam que a implementação da profilaxia evitaria os episódios de hemorragia crónica que caracterizam tipicamente a hemofilia. Desde o advento da profilaxia, as crianças podiam esperar uma vida com menos dor, sem os danos ortopédicos associados à hemorragia crónica. Como resultado, a maioria das crianças nascidas com hemofilia nos EUA pode hoje esperar uma vida longa, saudável e ativa.

Há um caso relatado que mostra um jovem com hemofilia grave que apresentou, em criança, uma hemorragia intracraniana nos dias que antecederam uma terapia eficaz. Em adulto, encontra-se profundamente incapacitado não só pelas sequelas dessa hemorragia, mas também pela sua artropatia hemofílica crónica.

Um outro caso, de 1998, mostra um grupo de rapazes junto à piscina em La Charca, uma instalação de férias especialmente construída para pessoas com hemofilia em Múrcia, Espanha. O único jovem que frequentava este campo de férias e que apresentava sinais de hemofilia era da Bielorrússia; tinha desenvolvido uma hemartrose crónica do joelho por não ter tido acesso a tratamento profilático moderno.

Há uma fotografia de família de uma das crianças, com os seus pais, que está a participar num ensaio de fator VIII recombinante de segunda geração. Tanto a qualidade de vida que ele pode esperar como a sua esperança de vida são normais. [3]

FISIOPATOLOGIA

A hemostase é definida como "a cessação de uma hemorragia por meios mecânicos ou químicos ou pelo complexo processo de coagulação do corpo.

Mecanismos básicos da hemostase e suas interações :

A interação de vários mecanismos básicos produz a hemostase normal. A hemostase pode ser dividida em quatro fases gerais: a fase vascular; a fase plaquetária; a fase da cascata de coagulação, que consiste em vias intrínsecas, extrínsecas e comuns; e a fase fibrinolítica. As três primeiras fases são os principais mecanismos que impedem a perda de sangue após uma lesão vascular. Resumidamente, quando a integridade do vaso é perturbada, as plaquetas são activadas, aderem ao local da lesão e formam um tampão plaquetário que reduz ou interrompe temporariamente a perda de sangue.[4] A exposição do colagénio e a ativação das plaquetas também iniciam a cascata de coagulação, que leva à formação de fibrina e à geração de um coágulo de fibrina insolúvel que fortalece o tampão plaquetário.[4] A fibrinólise é o principal meio de eliminação da fibrina depois de cumprida a sua função hemostática e pode ser considerada o passo limitador da coagulação. Leva à degradação da fibrina pela enzima proteolítica plasmina. Vários processos ocorrem simultaneamente ou em sequência rápida, de tal forma que, após uma contração vascular quase imediata, as plaquetas começam a agregar-se no local da ferida. A cascata de coagulação está em curso 10 a 20 segundos após a lesão, forma-se um tampão hemostático inicial em 1 a 3 minutos e a fibrina é gerada e adicionada para estabilizar o coágulo em 5 a 10 minutos.

Fase Vascular

Após uma lesão tecidular, ocorre uma vasoconstrição reflexa imediata que pode ser hemostática apenas em pequenos vasos. Os reagentes como a serotonina, a histamina, as prostaglandinas e outros materiais são vasoactivos e produzem vasoconstrição do leito microvascular na área da lesão. A lesão do endotélio expõe à circulação os tecidos conjuntivos subjacentes, as proteínas da matriz extracelular (ECM) e os glicosaminoglicanos da parede vascular. Uma proteína do soro, o complexo VIII do fator de von willebrand, adere à MEC e serve depois de elo de ligação para as plaquetas, que possuem um recetor de ligação para esta molécula de adesão (Fig. 6) [5]

Agregação plaquetária e o papel da aspirina na coagulação do sangue

As plaquetas desempenham um papel vital na hemostase, o processo pelo qual o corpo pára a hemorragia. As etapas envolvidas na agregação plaquetária são as seguintes:

1. **Adesão de plaquetas:** Quando um vaso sanguíneo é lesado, as plaquetas aderem à matriz subendotelial exposta. Esta adesão é facilitada pela interação entre os receptores de plaquetas e o fator de von Willebrand (vWF) VIII, que actua como uma ponte entre as plaquetas e o colagénio na parede danificada do vaso sanguíneo.
2. **Aglutinação de plaquetas:** Quando as plaquetas aderem ao local da lesão, sofrem ativação e agregam-se, formando um tampão de plaquetas. Esta aglutinação é crucial para selar a ferida e evitar mais perdas de sangue.
3. **Tromboxano A2 (TXA2):** Durante a ativação das plaquetas, o tromboxano A2 é sintetizado. Esta molécula tem dois efeitos principais: aumenta a agregação plaquetária e causa vasoconstrição, o que ajuda a reduzir o fluxo sanguíneo no local da lesão.
4. **Papel da Aspirina:** A aspirina inibe a enzima ciclo-oxigenase (COX), que é responsável pela produção de tromboxano A2. Ao bloquear esta via, a aspirina reduz a agregação plaquetária e ajuda a prevenir a formação excessiva de coágulos, diminuindo o risco de doenças como ataques cardíacos e acidentes vasculares cerebrais.
5. **Libertação de ATP:** As plaquetas também libertam trifosfato de adenosina (ATP) durante a ativação, o que fornece a energia necessária

para a sua agregação e ativa ainda mais as plaquetas vizinhas para contribuírem para a formação do coágulo.

Esquema de uma lesão num vaso sanguíneo

1. **Vasoconstrição do vaso sanguíneo**
   - Resposta inicial à lesão de um vaso.
   - Reduz o fluxo sanguíneo para a zona.
2. **Exposição ao colagénio**
   - O colagénio exposto na parede do vaso ativa a atividade plaquetária.
3. **Atividade plaquetária**
   - As plaquetas tornam-se activas quando expostas ao colagénio.
4. **Adesão e agregação de plaquetas**
   - As plaquetas activadas aderem ao local da lesão e agregam-se.
   - Formação do tampão hemostático de plaquetas.
5. **Fator tecidular**
   - Libertado do tecido lesionado e inicia a cascata de coagulação.
6. **Vias intrínsecas e extrínsecas**
   - Duas vias convergem para a via comum.
   - Ambas as vias conduzem à ativação da trombina.
7. **Percurso comum**
   - Ativação da trombina, uma enzima chave na coagulação.
8. **Trombina**
   - Converte o fibrinogénio em fibrina.
9. **Fibrina**
   - Forma uma rede que estabiliza o tampão plaquetário, dando origem a um coágulo de fibrina hemostático.
10. **Tampão hemostático de plaquetas**
    - Tampão inicial formado pela agregação plaquetária.

11. Coágulo de fibrina hemostático

- Coágulo final estável formado pela malha de fibrina.

Fase plaquetária

Quando as plaquetas circulantes são expostas a superfícies vasculares danificadas (na presença de vWF funcionalmente normal, células endoteliais, colagénio ou materiais semelhantes ao colagénio, membrana basal, elastina, microfibrilhas e outros detritos celulares), as plaquetas são activadas para sofrerem alterações físicas e químicas. Estas alterações produzem um ambiente que leva as plaquetas a sofrerem o fenómeno de agregação e libertação e a formarem o tampão vascular primário que reduz a perda de sangue dos pequenos vasos sanguíneos e capilares. Estes tampões de plaquetas aderem às membranas basais expostas. Enquanto esta reação ocorre, a reação de libertação está em curso, envolvendo a libertação intracelular de componentes activos para uma maior agregação plaquetária, bem como para a promoção do mecanismo de coagulação. O difosfato de adenosina (ADP) é um nucleótido potente que ativa e recruta outras plaquetas na área, aumentando imensamente o tamanho do tampão. O fator plaquetário 3 (PF3) é o fosfolípido intracelular que ativa o F X e, subsequentemente, resulta na conversão da protrombina em trombina. Além disso, o tampão de plaquetas, misturado com fibrina e componentes celulares, como glóbulos vermelhos e brancos, contrai-se para reduzir ainda mais a perda de sangue e selar o leito vascular. [4]

Fase de Coagulação

A produção de trombina e fibrina é o produto final da terceira fase da hemostase, a fase de coagulação. Este processo envolve múltiplas proteínas, muitas das quais são sintetizadas pelo fígado (fibrinogénio, protrombina, Fs V, VII, IX, X, XI, XII e XIII) e são dependentes da vitamina K (Fs II, VII, IX e X). O processo de coagulação envolve essencialmente três vias distintas.

Inicialmente, ocorre através de duas vias separadas (intrínseca e extrínseca) que convergem através da ativação de uma terceira via (comum). O mecanismo de coagulação do sangue é a unidade mais estudada; foi inicialmente delineado em 1903 por Markowitz como o sistema de conversão de protrombina em trombina e de fibrinogénio em fibrina. Em 1964, foi proposta a teoria da "cascata" ou "queda de água". Esta teoria ofereceu um dispositivo útil para compreender este sistema complexo e o seu controlo, bem como os testes laboratoriais associados clinicamente importantes. A Figura 8 descreve a sequência de interações entre os vários factores de coagulação após a lesão de um tecido. O esquema de reação é uma bioamplificação, em que um precursor é alterado para uma forma ativa, que, por sua vez, ativa o precursor seguinte na sequência. Começando com uma reação bioquímica indetetável, o mecanismo de coagulação resulta numa mudança explosiva final de um líquido para um gel. Os passos principais envolvem a conversão de uma proteína precursora numa forma "activada", que ativa outra proteína precursora, e assim sucessivamente na cascata. A coagulação do sangue também requer a presença de iões de cálcio e de fosfolípidos (ou de um fragmento de membrana contendo fosfolípidos derivado das plaquetas sanguíneas). A via intrínseca é iniciada quando o F XII é ativado pelo contacto com a superfície (por exemplo, com o colagénio ou o subendotélio) e envolve a interação do F XII e do F XI. O passo seguinte da coagulação intrínseca, a ativação de F IX em F XIa, requer um catião divalente. Uma vez ativado, o F IXa forma um complexo com o F VIII, numa reação que requer a presença de iões de cálcio e fosfolípidos, que, por sua vez, convertem o F X numa forma activada - F Xa. A via extrínseca é iniciada pela libertação de tromboplastina tecidular, também designada por fator tecidular, e não requer ativação por contacto. A tromboplastina tecidular liga-se ao F VII na presença de cálcio, e este complexo é capaz de ativar os Fs IX e X, ligando as vias intrínseca e extrínseca. É a ativação da X que inicia a via comum. Uma vez activada, a F Xa converte a protrombina em trombina, numa reação semelhante à ativação da F X pela F IXa. A ativação da protrombina pelo F Xa requer a presença de iões de cálcio e de fosfolípidos, bem como de F V, um cofator proteico plasmático. Uma vez formada, a trombina converte o fibrinogénio, uma proteína plasmática solúvel, em fibrina insolúvel. A fibrina polimeriza-se para formar um gel, estabilizando o tampão plaquetário. Por fim, o F XIII, que foi convertido numa forma activada pela trombina, produz ligações cruzadas covalentes entre as moléculas de fibrina que reforçam o coágulo e o tornam mais resistente à lise pela plasmina. Os indivíduos com deficiência deste fator de coagulação apresentam uma cicatrização deficiente das feridas.

Vias de coagulação e formação de coágulos

1. **Via intrínseca**
    - **Factores envolvidos**: Factores plaquetários, Fator de Hageman, Fator IX, Fator XI, Fator VIII.
    - **Medição**: Tempo de tromboplastina parcial (PTT).
    - Activada por um traumatismo no sistema vascular; envolve factores presentes no sangue.
2. **Via extrínseca**
    - **Factores envolvidos**: Factores tecidulares, Fator VII.
    - **Medição**: Tempo de protrombina (TP).
    - Ativado por um trauma externo que provoca a saída de sangue do sistema vascular.
3. **Percurso comum**
    - As vias intrínsecas e extrínsecas convergem aqui.
    - **Processos-chave**:
        - A tromboplastina converte a protrombina em trombina.
        - A trombina converte o fibrinogénio em fibrina.
4. **Formação de coágulos**
    - **Coágulo intravascular**: Formação no interior do vaso sanguíneo.

- **Coágulo extravascular**: Formação fora do vaso, como numa ferida na pele.

5. **Fibrina**
   - Forma uma rede que estabiliza o tampão plaquetário e cria um coágulo estável.

Fase fibrinolítica

A quarta fase da hemostase é a fibrinólise, que é considerada o principal meio de eliminação da fibrina após o cumprimento da sua função hemostática. Uma vez selado o leito microvascular e concluída a hemostase primária, a via da hemostase secundária já começou em paralelo. Como a fibrina monomérica é reticulada com a ajuda do F XIII (fator estabilizador da fibrina), a propagação do coágulo formado é limitada por várias interações. Um desses sistemas limitadores é o sistema fibrinolítico. A calicreína, que é um ativador intrínseco do plasminogénio, é gerada quando a pré-calicreína se liga ao cininogénio, tornando-se assim um substrato para o F XIIa. O ativador do plasminogénio tecidular (TPA) é libertado das células endoteliais e converte o plasminogénio em plasmina, que degrada o fibrinogénio e a fibrina em produtos de degradação da fibrina (FDP). O TPA é uma enzima proteolítica não específica que também degrada os Fs VIII e V. A regulação deste sistema é fortemente controlada pelo inibidor do ativador do plasminogénio, que limita o TPA, e pela α2-antiplasmina, que limita a plasmina. O TPA tem sido utilizado com grande sucesso em doses terapêuticas para lisar trombos em indivíduos com distúrbios tromboembólicos associados ao enfarte do miocárdio.[13] A eficácia deste fármaco está limitada às primeiras 6 horas após o enfarte. A função prolongada do sistema fibrinolítico é realizada durante a cicatrização de feridas. À medida que a ferida é revascularizada e os leitos capilares se estendem para dentro do coágulo de fibrina, o caminho para a plasmina remover a fibrina reticulada é aberto pela libertação de TPA. Sem este sistema único, a cicatrização de feridas seria impossível. A antitrombina III é um potente inibidor dirigido à trombina.

Distúrbios hemorrágicos comuns

Uma hemorragia excessiva ou prolongada pode resultar de:

1. Anomalias nos factores de coagulação do sangue;
2. Diminuição do número de plaquetas ou função plaquetária afetada;
3. Vasos sanguíneos extremamente frágeis;
4. Defeitos na via fibrinolítica; ou
5. Uma combinação destas.

A informação que se segue fornece uma visão geral das várias anomalias do sistema hemostático.

Anomalias na parede dos vasos sanguíneos [1]

As anomalias da parede dos vasos sanguíneos, ou o aumento da fragilidade dos vasos sanguíneos, são relativamente comuns, mas normalmente não causam uma hemorragia grave. Quando se avaliam os testes laboratoriais para esta condição, pode-se esperar uma contagem normal de plaquetas, tempo de sangramento e tempos de coagulação (PT e aPTT). Fisiopatologicamente, esta condição manifesta-se por sinais extra-orais e intra-orais observáveis de hemorragia: Petéquias e equimoses são encontradas na pele ou nas membranas mucosas, particularmente na gengiva. Muito raramente, pode ocorrer uma hemorragia significativa, nomeadamente nas articulações, músculos e locais subperiosteais. A hemorragia excessiva pode também assumir a forma de menorragia (períodos menstruais anormalmente longos e pesados), hemorragias nasais, hemorragias gastrointestinais ou hematúria (presença anormal de sangue na urina)

Os achados clínicos que anunciam um distúrbio hemorrágico subjacente incluem pupura; hemorragias espontâneas gengivais, nasais ou do trato genital; e hemartrose. Quando está presente uma perturbação da hemostase, estes sinais ocorrem tipicamente na ausência de qualquer evento traumático provocador. Existem dois tipos principais de púrpura: as petéquias, que são manchas vermelhas pontuais de 1 a 2 mm na pele e nas mucosas e são mais comuns nos distúrbios plaquetários, e as equimoses, que aparecem como hematomas maculares difusos azuis, vermelhos ou castanhos e são mais frequentes em doentes com deficiências de factores de coagulação. [5]

Causas das anomalias da parede dos vasos sanguíneos

- Infecções (ou seja, septicemia, endocardite infecciosa, várias formas de rickettsioses)
- Reacções a medicamentos (por exemplo, vasculite de hipersensibilidade)
- Escorbuto, púrpura de Henoch-Schönlein
- Doenças hemorrágicas hereditárias.

Perturbações hemorrágicas relacionadas com as plaquetas

Trombocitopenia

O papel importante das plaquetas na hemostase é a formação do tampão hemostático temporário, o que requer essencialmente um número suficiente de plaquetas. Quando existe uma redução quantitativa de plaquetas, esta pode resultar numa causa significativa de hemorragia generalizada. Os doentes que apresentam uma contagem de plaquetas inferior a 100.000 células/mm3 são diagnosticados com *trombocitopenia.* Quando a contagem de plaquetas é inferior a 50.000 células/mm3, o sangramento será excessivo no pós-operatório; assim, pode ser necessária uma transfusão de plaquetas antes do tratamento invasivo. A trombocitopenia moderada a grave (menos de 50.000 células/mm3) manifesta-se normalmente por petéquias na pele ou nas membranas mucosas; púrpura ou equimoses na pele; hemorragia espontânea das mucosas; ou hemorragia intracraniana. Na cavidade oral, a hemorragia da gengiva é um sinal comum, pode ser observada uma hemorragia espontânea associada à escovagem ou ao uso do fio dental e é possível a hemorragia resultante de extracções dentárias. Esta doença é diagnosticada através de um teste laboratorial de contagem de plaquetas ou de um hemograma completo. Dependendo da causa, a trombocitopenia pode ser uma consequência do aumento da destruição das plaquetas, da diminuição da produção de plaquetas, da diminuição da sobrevivência das plaquetas ou do aumento do sequestro esplénico.

A trombocitopenia é a principal causa de perturbações hemorrágicas, conforme apresentado nas seguintes categorias principais.

Causas da diminuição da produção de plaquetas

- Doenças generalizadas da medula óssea

aplástica

- Trombocitopenia induzida por medicamentos
  - Medicamentos citotóxicos
  - Álcool
  - Diuréticos de tiazida
- Infecções: sarampo, VIH

ineficaz

Causas da destruição das plaquetas ou da diminuição da das plaquetas

- Destruição imunológica
  - Púrpura trombocitopénica imune (PTI)
  - Infecções
    - VIH, mononucleose infecciosa, citomegalovírus (CMV)
  - Associado a medicamentos
    - Quinina ou quinidina
    - Metildopa
    - Heparina
    - Ouro
    - D-penicilamina
    - Ácido Þ-aminosalicílico
- Destruição não imunológica

- Púrpura trombocitopénica trombótica

gigantes

hemolíticas

Trombocitopatia

Causada por um distúrbio plaquetário, a trombocitopatia é caracterizada por um comprometimento da função plaquetária, mas um número adequado de plaquetas está normalmente presente. A trombocitopatia pode ser congénita ou adquirida. O teste PFA-100 (ou outros testes de função plaquetária) fornece uma avaliação da adequação da função plaquetária e contribui para o diagnóstico das seguintes doenças:

Causas da destruição das plaquetas ou da diminuição da das plaquetas

- Doenças hereditárias
  - Doença de von Willebrand: consiste numa disfunção plaquetária e numa deficiência do fator VIII (ver Distúrbios hereditários da coagulação) - Doenças
    - Defeitos induzidos por medicamentos
      - Aspirina (ASA)
      - Anti-inflamatórios não esteróides (AINEs)
      - Bissulfato de clopidogrel e ticlopidina
      - Álcool em combinação com aspirina ou AINEs

    - Doenças mieloproliferativas

*A aspirina e os medicamentos que contêm aspirina1 são, de longe, a causa mais comum de disfunção plaquetária, resultando frequentemente num tempo de hemorragia prolongado. A aspirina, um salicilato não esteroide, actua como um inibidor da cicloxigenase, inibindo assim a síntese de prostaglandinas e interferindo com a produção de tromboxano A2. O resultado líquido da terapêutica com aspirina é a inibição da agregação plaquetária e, consequentemente, a formação de um tampão plaquetário.

A terapêutica com aspirina, prescrita ou auto-administrada, é um dos principais medicamentos amplamente utilizados por milhões de pessoas nos EUA devido às suas propriedades cardioprotectoras. A sua ação antiplaquetária previne a formação de trombos, prejudicando a função plaquetária e interferindo com a sua capacidade de formar um tampão plaquetário intacto. Consequentemente, a aspirina provoca a irreversibilidade da função plaquetária durante o seu tempo de vida, aproximadamente 7 a 10 dias. A utilização da terapia com aspirina está indicada para a prevenção primária e secundária do tromboembolismo, do enfarte do miocárdio e do acidente vascular cerebral.

Embora as propriedades de diluição do sangue da aspirina causem um risco acrescido de hemorragia clínica, o tratamento adequado inclui, normalmente, a manutenção dos doentes em terapêutica com aspirina em "dose baixa" (75 a 100 mg) para evitar o risco de um evento que ameace a formação de coágulos. O seguinte resultado baseado em evidências apoia esta prática de gestão. Os autores Ardekian et al. apresentaram os resultados de um estudo clínico que quantificou a hemorragia "intra-operatória" e "pós-operatória" em pacientes dentários que tomavam 100 mg de aspirina diariamente e naqueles que interromperam o seu regime de aspirina durante sete dias. As conclusões estabelecidas foram que não foi encontrada qualquer diferença estatística relativamente a hemorragias "excessivas" entre o grupo experimental (pacientes que continuaram a terapia com aspirina) e o grupo de controlo (pacientes que interromperam a terapia com aspirina) que foram submetidos a vários procedimentos cirúrgicos complexos. Embora os resultados deste estudo tenham concluído que quanto mais complexo for o procedimento cirúrgico dentário, mais significativa será a hemorragia, recomenda-se a utilização de sutura e agentes hemostáticos locais para controlar a hemorragia clínica. Além disso, Brennan et al. apresentaram recentemente uma "nova recomendação" no seu artigo de revisão de atualização da gestão médica com base em estudos semelhantes que demonstraram os efeitos limitados da aspirina na hemorragia durante extracções dentárias de rotina. Ao tomar aspirina em doses baixas (até 320 mg), recomenda-se que os pacientes "não interrompam o uso de aspirina diária antes de extracções dentárias de rotina (incluindo extracções múltiplas de rotina).

Mais interessante, e apoiado por provas recentes, as propriedades químicas da aspirina em doses baixas exercem as suas propriedades antitrombóticas e cardioprotectoras até 320 mg tomados diariamente (para além desta dose, a aspirina "pode ser menos eficaz como medicamento antitrombótico".

Em conclusão, recomenda-se que uma hemorragia clínica causada por extracções dentárias de rotina possa ser gerida através de medidas hemostáticas locais padrão (com acondicionamento direto do calibre, desde a sutura até aos agentes hemostáticos). Além disso, recomenda-se que os profissionais de medicina dentária sigam a opinião dos especialistas de que os benefícios da terapia antiplaquetária contínua diminuem o risco de um episódio cardiovascular. Por conseguinte, esta estratégia supera os benefícios de uma diminuição do risco de complicações hemorrágicas com a cirurgia após a interrupção da aspirina.

Fora desta prática padrão, quando estão planeados procedimentos cirúrgicos complexos, Brennan et al. indicaram que é necessária mais investigação nesta área para prever a quantidade de hemorragia. Quando indicado, a "interrupção da terapia com aspirina deve ser limitada a 3 ou menos dias" para reduzir o risco de um evento tromboembólico. Outros prestadores de serviços médicos e dentários sugerem um protocolo de interrupção da aspirina de 7 a 10 dias; por este motivo, a relação risco-benefício deve ser considerada durante a consulta com o médico do paciente.

Os anti-inflamatórios não esteróides (AINEs) causam uma função plaquetária anormal, pelo que é de esperar que ocorram hemorragias. Quando o medicamento é descontinuado, a trombocitopatia é revertida em 1-5 meias-vidas do medicamento. E, ao considerar a aspirina e os AINE como analgésicos após procedimentos dentários, os profissionais de medicina dentária não devem prescrever estes analgésicos quando se pretende uma coagulação/hemostase sanguínea óptima. Recomenda-se que os fármacos antiplaquetários prescritos, como o ***clopidogrel* (Plavix) ou a ticlopidina (Ticlid), quando prescritos com ou sem aspirina, não sejam interrompidos para pequenos procedimentos cirúrgicos dentários. No entanto, são necessários mais estudos para examinar a quantidade de hemorragia durante procedimentos dentários cirúrgicos maiores ou complicados.[13] Se estes fármacos antiplaquetários tiverem de ser descontinuados, é prudente consultar o médico supervisor do doente.

Distúrbios dos factores de coagulação :

Terapia de anticoagulação :

A varfarina de sódio é um derivado da coumadina incluído na classe dos medicamentos anticoagulantes orais. Interfere com a síntese hepática dos factores de coagulação dependentes da vitamina K, resultando na depleção dos factores de coagulação sanguínea II, VII, IX e X. O seu efeito terapêutico consiste em impedir o desenvolvimento do tampão hemostático e impede a formação de novos coágulos tromboembólicos. A trombose é a formação de coágulos sanguíneos anormais (denominados trombos) que se desenvolvem no sistema vascular. Os trombos são transportados através da corrente sanguínea (denominados êmbolos) que podem potencialmente ocluir o lúmen de uma artéria ou de uma veia e paralisar um órgão vital. As seguintes condições aumentam o risco de um evento tromboembólico: tromboflebite venosa profunda (inflamação de uma veia); fibrilhação auricular (contracções rápidas e aleatórias das aurículas); enfarte do miocárdio (ataque cardíaco); válvulas cardíacas mecânicas (válvulas cardíacas artificiais); doença da artéria carótida; ou doença vascular periférica. Além disso, os coágulos formam-se porque existe uma condição de hipercoagulabilidade em que o sangue tem uma tendência para coagular mais rapidamente do que o normal, causada por um defeito dos vasos sanguíneos, por uma anomalia dos factores de coagulação ou por uma anomalia imunológica.[4] Quando os doentes estão sob terapêutica com varfarina para prevenir eventos tromboembólicos, são monitorizados pelo teste laboratorial do rácio normalizado internacional (INR). A faixa terapêutica recomendada para pacientes em terapia de varfarina de "baixa intensidade" é de 2,0 a 3,0, com uma meta de 2,5 INR. Quando os doentes estão a fazer terapêutica com varfarina de "alta intensidade", o intervalo de INR situa-se entre 2,5 e 3,5, com um objetivo de 3,0 INR.[1] As indicações para colocar os doentes nestes intervalos são determinadas pela gravidade da condição tromboembólica.

Historicamente, os perfis de anticoagulação dos doentes eram muito mais elevados. Assim, foi necessário interromper ou alterar a terapêutica com varfarina para evitar o risco de uma hemorragia excessiva (sangramento) durante e após procedimentos cirúrgicos e não cirúrgicos invasivos. Fundamentação para esta prática: Uma vez que a Coumadin tem um início de ação lento e uma semi-vida de 36 horas, é necessário suspender completamente o medicamento dois a três dias antes do procedimento invasivo. Consequentemente, os perfis de coagulação dos doentes resultaram em níveis terapêuticos abaixo do ideal e, possivelmente, colocaram os doentes em risco de um evento tromboembólico.

A literatura atual adverte os médicos dentistas para não interromperem a terapêutica com varfarina devido ao risco de ocorrência de um evento tromboembólico, aumentando os riscos de morbilidade e mortalidade para o doente. Após uma revisão abrangente e crítica de 2007 de ensaios clínicos aleatórios em língua inglesa, efectuada por Aframanian et al. como parte do World Workshop of Oral Medicine IV, os autores produziram uma recomendação "Classe I" que foi apoiada por provas científicas e opiniões de especialistas: Recomenda-se que, para os pacientes que se encontram "dentro do intervalo terapêutico de um INR de 3,5 ou inferior, a terapêutica com varfarina não precisa de ser modificada ou alterada para extracções dentárias simples". Aframanian et al. também concluíram que os "procedimentos cirúrgicos orais mais complicados e invasivos", associados a um intervalo mais elevado do INR (3,5 e superior), devem ser consultados com o médico prescritor para considerar as opções de controlo da hemorragia. Assim, os doentes com um INR acima do intervalo terapêutico de 3,5 correm um "risco acrescido de hemorragia prolongada".

Mais especificamente, as diretrizes clínicas que se seguem resumem as estratégias de gestão dentária para pacientes sob terapêutica com Coumadin que estão anticoagulados nos intervalos terapêuticos de "baixa intensidade" e "alta intensidade" e que estão programados para vários procedimentos cirúrgicos e não cirúrgicos simples e complexos:

*Baixa intensidade INR 2,0-3,*04

Consultar o médico do paciente e obter resultados laboratoriais recentes do INR antes do procedimento dentário invasivo.

- Se o INR estiver entre 2,0-3,0:
  - Ao efetuar a maioria dos *procedimentos* invasivos *não cirúrgicos ou cirúrgicos simples*, pode proceder-se se o INR estiver dentro do intervalo terapêutico 2,0-3,0 (os procedimentos invasivos não cirúrgicos podem incluir o desbridamento subgengival com inflamação ligeira a moderada). Proceder com atenção ao controlo da hemorragia com medidas hemostáticas locais padrão.
- Se o INR for superior a 2,5:
  - Ao efetuar *procedimentos cirúrgicos complexos ou desbridamento subgengival com inflamação grave*, consultar o médico do doente para permitir que o INR desça para um intervalo INR seguro entre 2-2,5. Proceder com atenção ao controlo da hemorragia com medidas hemostáticas locais padrão.
  - As considerações sobre a interrupção transitória da terapia de anticoagulação devem ser discutidas com o médico do paciente.

*Alta intensidade INR 2,5-3,*54

- Consultar o médico do paciente e obter resultados laboratoriais recentes do INR antes do procedimento dentário invasivo.

- Ao efetuar *procedimentos não cirúrgicos (desbridamento subgengival com inflamação ligeira a moderada) e procedimentos cirúrgicos simples*, manter o INR no intervalo 2,5-3,5; proceder com atenção às medidas hemostáticas locais padrão para limitar e controlar a hemorragia.

- Ao efetuar *procedimentos cirúrgicos complexos ou desbridamento subgengival com inflamação grave*, consultar o médico do doente; pode ser seguro proceder nos intervalos inferiores de INR 2,5-3,0 com atenção às medidas hemostáticas locais. As considerações relativas à interrupção transitória da terapêutica anticoagulante devem ser discutidas com o médico do doente.

- Considerar a utilização de preparações de heparina de baixo peso molecular para fazer a ponte entre o doente e o procedimento invasivo como um anticoagulante de substituição.

Pode concluir-se que a maioria dos procedimentos dentários invasivos simples e de rotina podem ser realizados com segurança quando o INR é $\leq$ 3,0/3,5; é aconselhável não prosseguir quando o valor do INR está fora do intervalo ou quando estão planeados procedimentos complexos, cirúrgicos e não cirúrgicos. Ao permitir intervalos terapêuticos normais mais elevados de INR durante procedimentos dentários invasivos, ter em consideração a experiência do operador. Nestas condições, é prudente consultar o médico supervisor do doente; obter os resultados de um teste laboratorial de INR nas 24 horas que antecedem o procedimento dentário invasivo e estar preparado para utilizar medidas hemostáticas para gerir a hemorragia clínica esperada em todos os procedimentos dentários planeados. Igualmente convincente e amplamente aceite, apresentado pelos autores Jeske e Suchko, é o facto de que "o risco de sofrer um tromboembolismo supera o risco de sofrer uma hemorragia pós-operatória excessiva.

Embora as recomendações actuais devam ser adaptadas às necessidades individuais dos pacientes, os profissionais de medicina dentária devem considerar as seguintes implicações dentárias quando tratam pacientes anticoagulados:

- Identificar a causa fundamental do distúrbio hemorrágico para o qual a terapia anticoagulante está indicada.
- Considerar a experiência do operador com procedimentos dentários invasivos complexos.
- Considerar a infeção pré-existente e/ou o grau de inflamação dos tecidos moles.
- Considerar a extensão do procedimento invasivo, especialmente o trauma significativo dos tecidos moles e dos ossos.
- Considerar estratégias de gestão de hemorragias e a disponibilidade de medidas hemostáticas locais quando se prevê o risco de uma hemorragia.
- Considerar o risco provável de induzir um evento tromboembólico aquando da interrupção ou alteração do medicamento anticoagulante, resultando assim em perfis de coagulação que se encontram no intervalo terapêutico subóptimo.
- Implementar uma maior consciencialização durante o planeamento do tratamento: considerar a complexidade do procedimento dentário invasivo; procurar aconselhamento médico junto do médico do doente; e obter os resultados do teste INR mais recente.

Heparina: A gestão de doentes dentários com heparina padrão e heparina de baixo peso molecular (HBPM) é importante quando os profissionais precisam de controlar a hemorragia durante e após procedimentos dentários invasivos. A heparina padrão em si não é considerada um anticoagulante, mas serve como catalisador que inibe a trombina plasmática, bem como os factores de coagulação IX, X, XI, XII e a plasmina, impedindo assim a conversão do fibrinogénio em fibrina. As HBPM exercem os seus efeitos anticoagulantes potenciadores sobretudo sobre o fator Xa. Estes fármacos são utilizados como agentes antitrombicos profilácticos e no tratamento de doenças tromboembólicas. O tratamento com heparina padrão consiste geralmente em infusões intravenosas em ambiente hospitalar, o que requer monitorização com o teste laboratorial aPTT. As preparações de HBPM são administradas por via subcutânea em regime ambulatório. A sua dosagem é calculada com base no peso corporal do doente e é administrada de 12 em 12 horas. Ao considerar a substituição de preparações de HBPM, dalteparina (Fragmin), por Coumadin, quando está planeado um procedimento dentário cirúrgico ou não cirúrgico, é necessário consultar o médico do doente para gerir de forma rigorosa e segura os horários da medicação. Recomenda-se o seguinte esquema de heparinização a curto prazo: Coumadin é descontinuado 4 dias antes do procedimento dentário invasivo e Fragmin é iniciado. Durante este período de 4 dias, Fragmin é administrado a cada 12 horas. É administrada uma dose nocturna de Fragmin no dia 4; o procedimento dentário invasivo é agendado 12 horas após a dose nocturna de Fragmin. Na manhã do procedimento dentário, Fragmin é suspenso. Durante a noite do procedimento cirúrgico, tanto Fragmin como Coumadin são retomados e continuados até que o INR esteja dentro do intervalo terapêutico de 2,0-3,5. Nesta altura, a Coumadin é mantida e o Fragmin é descontinuado.

Distúrbios hereditários da coagulação

Existem várias deficiências congénitas dos factores de coagulação sanguínea, mas três doenças são responsáveis por mais de 90% de todas as deficiências hereditárias de coagulantes. As deficiências a discutir incluem: Hemofilia A, Hemofilia B e doença de von Willebrand. Estas doenças podem apresentar-se de formas ligeiras a graves, o que é paralelo ao grau de deficiência do fator de coagulação sanguínea.

A hemofilia A, ou também conhecida como hemofilia clássica, é causada por um defeito ou uma deficiência na atividade ou na quantidade do fator VIII, respetivamente. Esta hemofilia é uma doença sanguínea hereditária que é transmitida como um traço recessivo ligado ao X, afectando assim predominantemente os homens em detrimento das mulheres. A sua taxa de incidência é de cerca de 1 em cada 5.000 nascimentos do sexo masculino. A gravidade desta doença está relacionada com o grau de deficiência do fator VIII; assim, quanto maior for a deficiência do fator a nível sanguíneo, maior será a hemorragia. No que diz respeito à hemostase, é necessário um mínimo de 30% de fator VIII para uma atividade normal. Cerca de 60% dos indivíduos com hemofilia A possuem um grau de deficiência grave, que é inferior a 1% do fator VIII. É diagnosticada por uma história familiar positiva, uma história de episódios hemorrágicos e um teste aPTT prolongado com um teste PT normal, juntamente com níveis inadequados de fator VIII. Estas séries de testes laboratoriais indicam uma via de coagulação intrínseca defeituosa. Ao considerar o planeamento do tratamento para estes doentes, o profissional de medicina dentária deve consultar o hematologista do doente. Normalmente, o tratamento para uma hemorragia menor inclui produtos dentários hemostáticos, pressão local e/ou compressas frias; o tratamento para uma hemorragia maior esperada inclui a administração de concentrados de fator, denominados produtos purificados de fator VIII.

As caraterísticas clínicas da hemofilia A incluem: hemorragia nas articulações (hemartrose), que afecta habitualmente os joelhos, cotovelos e tornozelos; hemorragia nos tecidos moles, com equimoses extensas; hemorragia num espaço fechado, como um músculo, que pode levar a uma perda de sangue potencialmente fatal; hemorragia intracraniana; e hemorragia noutros locais, como o trato gastrointestinal e urinário

A hemofilia B, também conhecida como doença de Christmas ou deficiência do componente de tromboplastina plasmática, é transmitida de forma recessiva ligada ao sexo, semelhante à hemofilia A. É uma doença hemorrágica causada por uma deficiência ou defeito do fator IX na via intrínseca do sistema de coagulação. (Tabela 4) Não tão prevalente como a hemofilia A, a hemofilia B representa 10-15% de todos os hemofílicos. É diagnosticada por uma história familiar positiva, uma história de episódios hemorrágicos e um teste aPTT prolongado com um teste PT normal, juntamente com níveis inadequados de fator VIII. A terapêutica de substituição do fator IX é mais variável porque o fator IX se distribui dentro e fora do sistema sanguíneo, intravascular e extravascular, respetivamente. No entanto, tanto os produtos purificados como os produtos com fator IX recombinante (ou produtos FIX [fator IX] de alta pureza) são recomendados para a prevenção ou tratamento de hemorragias em doentes com hemofilia B. As caraterísticas clínicas da hemofilia B são semelhantes às da hemofilia A; incluem: hemorragia profunda dos tecidos nas articulações, cérebro e músculos.

A doença de von Willebrand (vWD) é uma doença que inclui uma combinação de duas perturbações:

1. Uma doença hereditária da adesão plaquetária, que envolve uma deficiência e/ou um defeito qualitativo no fator tecidular de von Willebrand (vWF); e, em alguns casos,
2. Níveis deficientes ou baixos de Fator VIII. Assim, esta doença hemorrágica conduz a "um defeito combinado na formação de tampões plaquetários e na formação de fibrina".

A vWD é uma das doenças hemorrágicas hereditárias mais comuns; apresenta-se clinicamente por hemorragia espontânea das "membranas mucosas, hemorragia excessiva de feridas, menorragia e um tempo de hemorragia prolongado na presença de uma contagem normal de plaquetas". Na maioria dos casos, é transmitida como uma doença autossómica dominante, agrupada em 3 variantes principais: Tipo I (deficiência no FvW), Tipo II (defeito qualitativo no FvW) e Tipo III (defeitos de ambos os tipos I e II), de uma forma ligeira a uma forma grave. A DvW é diagnosticada por uma história familiar positiva; história de uma hemorragia grave causada por traumatismo ou procedimentos cirúrgicos; hemorragia espontânea das membranas mucosas e testes laboratoriais que mostram um TTPa prolongado, resultados anormais do ensaio (uma diminuição do nível do fator VIII); tempo de hemorragia prolongado e/ou função plaquetária anormal.

As opções de controlo da hemorragia dependem do estado clínico do doente e do tipo de DvW diagnosticado (Tipo I, II ou III). Essas opções incluem: Desmopressina, níveis plasmáticos adequados de fator de Von Willebrand e concentrados de fator VIII (FVIII)

A gestão e o tratamento de doentes dentários com doenças hemorrágicas hereditárias apresentam desafios únicos para o médico dentista. Em primeiro lugar, são necessários conhecimentos sobre a doença hemorrágica e o seu defeito de coagulação. Em segundo lugar, a consulta com o hematologista do doente deve orientar o profissional de medicina dentária para a realização do procedimento dentário invasivo no consultório dentário ou em ambiente hospitalar. Esta decisão deve basear-se na gravidade da condição do paciente, bem como na possível necessidade de infusão de terapia de substituição de factores.[24] Por último, e extremamente crítico, o planeamento do tratamento deve centrar-se em estratégias individualizadas de gestão da hemorragia. Assim, uma avaliação abrangente do doente, a análise de testes laboratoriais, a colaboração com o médico supervisor e um planeamento cuidadoso do tratamento para incluir abordagens hemostáticas são elementos importantes para minimizar a hemorragia durante e após procedimentos dentários invasivos.

Para além das doenças congénitas, os defeitos da coagulação podem ser adquiridos e ter diversas origens. Nas doenças hepáticas, a síntese de factores de coagulação pode ser reduzida devido a danos ou obstrução do parênquima. Estes doentes podem ter uma variedade de perturbações hemorrágicas, dependendo da extensão da sua doença hepática. As opções de tratamento dos defeitos hemostáticos na doença hepática incluem a vitamina K e a infusão de plasma fresco congelado (efeito imediato mas temporário) para o tempo de protrombina prolongado e o tempo de tromboplastina parcial; crioprecipitado para substituição da deficiência de fator VIII; e terapia de substituição para a coagulação intravascular disseminada. Os doentes que sofrem de hepatite viral são uma fonte potencial de infeção cruzada, pelo que devem ser tomadas as precauções necessárias durante os procedimentos. É frequente as doses dos medicamentos terem de ser alteradas nestes doentes devido a uma função hepática deficiente. O médico do doente deve ser consultado antes de efetuar quaisquer alterações ao regime do medicamento.

COAGULOPATIAS RELACIONADAS COM DOENÇAS

Doença hepática :

Os doentes com doença hepática podem apresentar um vasto espetro de defeitos hemostáticos, dependendo da extensão da lesão hepática. Devido a uma síntese proteica deficiente, importantes

Os factores e os inibidores dos sistemas de coagulação e fibrinolítico estão acentuadamente reduzidos. Além disso, foram encontradas moléculas anormais de factores dependentes da vitamina K e de fibrinogénio. A trombocitopenia e a trombocitopatia também são comuns na doença hepática grave. A doença hepatocelular aguda ou crónica pode apresentar uma diminuição do fator dependente da vitamina K

níveis de factores, especialmente Fs II, VII, IX, e X e proteína C, com outros factores ainda normais.

MANIFESTAÇÕES ORAIS:

A cavidade oral pode mostrar evidências de disfunção hepática com a presença de alterações hemorrágicas, petéquias, hematoma, tecidos mucosos ictéricos, hemorragia gengival e/ou alterações icterícias da mucosa. O VHC tem sido associado ao aparecimento da doença. A síndrome de Sjo¨gren e a hepatite crónica foram associadas ao líquen plano em alguns estudos. A glossite pode ser observada na hepatite alcoólica, especialmente se associada a deficiências nutricionais. Podem também ser identificadas equimoses e redução da cicatrização após cirurgia. Em alguns casos, é evidente o aumento da glândula parótida. Estas alterações orais surgem frequentemente em combinação com sinais e sintomas gerais de doença hepática, tais como fadiga, mal-estar, confusão, perda de peso, náuseas, vómitos, hepatomegalia, alterações hemorrágicas, angiomas em aranha, edema, ascite, urina escura e fezes pálidas/ cor de barro. [6]

Deficiência de vitamina K. A vitamina K é uma vitamina lipossolúvel que é absorvida no intestino delgado e armazenada no fígado. A deficiência de vitamina K está associada à produção de Fs II, VII, IX e X dependentes de vitamina K. A deficiência é rara, mas pode resultar de uma ingestão alimentar inadequada, má absorção intestinal ou perda de locais de armazenamento devido a doença hepatocelular. A obstrução do trato biliar e a utilização prolongada de antibióticos de largo espetro, particularmente as cefalosporinas, podem causar deficiência de vitamina K. Embora exista teoricamente uma reserva de vitamina K no fígado para 30 dias, em doentes agudos pode ocorrer hemorragia grave em 7 a 10 dias. Uma queda rápida dos níveis de F VII leva a uma elevação inicial do INR e a um subsequente prolongamento do aPTT. Quando a deficiência de vitamina K resulta em coagulopatia, a vitamina K suplementar por injeção restaura a
integridade do mecanismo de coagulação.

Coagulação Intravascular Disseminada. A CIVD é desencadeada por estímulos potentes que activam tanto o F XII como o fator tecidular para formar inicialmente microtrombos e êmbolos em todo o

A trombose resulta no consumo rápido dos factores de coagulação e das plaquetas, criando também FDPs com efeitos antihemostáticos. Os fenómenos mais frequentes

Os factores que desencadeiam a CID são as complicações obstétricas, o cancro metastático, o traumatismo maciço e a infeção com sépsis. Os sintomas clínicos variam consoante o estádio da doença e a sua gravidade, sendo que a maioria dos doentes apresenta hemorragias em locais da pele e das mucosas. Embora possa ser crónica e ligeira, a CID aguda pode produzir uma hemorragia maciça e constituir um risco de vida.

COAGULOPATIAS RARAS :-

As deficiências dos factores de coagulação, com exceção do fator VIII e do fator IX (afibrinogenemia, FII, FV, FVIII, FVII, FX, FXI, FXIII), que causam doenças hemorrágicas (DRB), são herdadas como caraterísticas autossómicas recessivas e são raras, com prevalências na população geral que variam entre 1 em 500 000 e 1 em 2 milhões para as formas homozigóticas.

As doenças hemorrágicas raras (DRB) representam 3-5% de todas as deficiências hereditárias dos factores de coagulação. As DRB são doenças autossómicas, que podem ser manifestadas em homozigotos ou heterozigotos compostos por uma tendência hemorrágica grave causada por uma deficiência ou disfunção grave de um fator de coagulação. [7]

Deficiência do Fator XI. A deficiência de antecedentes de tromboplastina plasmática é clinicamente uma doença ligeira observada em pedigrees de descendência judaica; é transmitida como uma caraterística autossómica dominante. Os sintomas de hemorragia ocorrem, mas são geralmente ligeiros. Em caso de cirurgia ou traumatismo grave, a hemorragia pode ser controlada com infusões de plasma fresco congelado. [4]

Deficiência do fator XII. A deficiência do fator Hageman é outra doença rara que se apresenta laboratorialmente com prolongamento do TP e do tempo de tromboplastina parcial (PTT). Os sintomas clínicos são inexistentes. O tratamento é, portanto, contraindicado.

Deficiência do Fator X. A deficiência do fator Stuart, também uma diátese hemorrágica rara, é herdada como uma caraterística autossómica recessiva. Os sintomas clínicos de hemorragia no doente com níveis inferiores a 1% são semelhantes aos observados nas hemofilias A e B.

Deficiência de Fator V. A deficiência de Proaccelerina, tal como as deficiências de F XI e F X, é uma caraterística autossómica recessiva rara que se apresenta com sintomas clínicos moderados a graves. Quando comparada com as hemofilias A e B, esta diátese hemorrágica é moderada, resultando apenas ocasionalmente em hemorragia dos tecidos moles e só raramente apresentando hemartrose; não envolve a doença articular degenerativa devastadora observada nas hemofilias graves hemofilias A e B. [4]

Deficiências dos factores XIII e I. A deficiência de estabilização da fibrina e a deficiência de fibrinogénio são muito raras e o seu diagnóstico só pode ser feito com testes laboratoriais exaustivos, normalmente disponíveis apenas em centros médicos de cuidados terciários. Ambas são caraterísticas autossómicas recessivas. A maioria das disfibrinogenemias não provoca sintomas, outras levam a hemorragias moderadas e algumas induzem um estado de hipercoagulabilidade. A deficiência do fator XIII parece ter diferentes formas de penetrância e, em algumas famílias, aparece apenas no sexo masculino.

Avaliação laboratorial da hemostase

Muitas das doenças hemorrágicas podem ser diagnosticadas e monitorizadas através de testes laboratoriais. Quando uma perturbação significativa ocorre na fase vascular ou plaquetária, observa-se um problema clínico de hemorragia imediatamente após uma lesão ou durante procedimentos médicos ou dentários invasivos. Pelo contrário, quando uma perturbação significativa afecta a fase de coagulação, é muito provável que a hemorragia clínica só seja observada várias horas ou mais após a lesão ou o procedimento invasivo.

Vários testes laboratoriais de rastreio podem ser pedidos pelo dentista quando o doente refere um distúrbio hemorrágico: quando o doente responde positivamente a uma história familiar de um distúrbio hemorrágico; ou quando o clínico observa um sinal/sintoma de um problema hemorrágico durante o exame clínico. Os doentes com problemas hemorrágicos desconhecidos devem ser encaminhados para o seu médico ou para um hematologista para uma avaliação mais aprofundada. As análises laboratoriais permitem avaliar um número adequado de plaquetas, o funcionamento correto das plaquetas, níveis suficientes de factores de coagulação no plasma e o funcionamento correto da via fibrinolítica. Ao avaliar defeitos no sistema hemostático antes do tratamento invasivo, os profissionais de medicina dentária devem familiarizar-se com os seguintes testes laboratoriais de sangue comuns. [1]

Exames laboratoriais de sangue comuns

A contagem de plaquetas é um exame laboratorial de sangue de rotina que fornece uma avaliação quantitativa das plaquetas circulantes no sistema vascular. Uma contagem normal de plaquetas deve situar-se no intervalo de 150 000 a 450 000 células/mm3 de sangue. Quando a contagem de plaquetas é inferior a 100.000 células/mm3, é diagnosticada *trombocitopenia*. Os doentes que apresentam uma contagem de plaquetas entre 50.000 e 100.000 células/mm3 têm previsivelmente uma hemorragia ligeira com traumatismos graves ou com procedimentos cirúrgicos dentários. Quando a contagem de plaquetas é inferior a 20.000 células/mm3 é previsível uma hemorragia excessiva e prolongada; assim, esta condição de alto risco requer atenção médica antes de procedimentos invasivos dentários. Em última análise, a trombocitopenia pode impedir a formação de um tampão hemostático, resultando em hemorragia.

O teste laboratorial **Ivy Bleeding Time** tem sido utilizado por rotina como teste de rastreio para avaliar a adequação da função plaquetária. A função plaquetária anormal é designada por *trombocitopatia*. Quando efectuado, o teste do tempo de hemorragia calcula o tempo necessário para que uma incisão cutânea padrão pare de sangrar através da formação de um tampão hemostático. O intervalo normal do teste Ivy Bleeding Time situa-se geralmente entre 2 e 10 minutos. Ao longo dos anos, presumiu-se que este teste fornecia uma medida do risco de hemorragia nos doentes através de um resultado de tempo de hemorragia prolongado. Consequentemente, a sua utilização e aplicação actuais foram consideradas muito limitadas devido à sua reconhecida falta de fiabilidade para prever o risco de hemorragia com base num resultado anormal do teste. Este teste não consegue produzir informação quantificável e útil por várias razões. De acordo com um artigo original dos autores Peterson et al, , foram tiradas as seguintes conclusões principais relativamente a este teste:

1. Tendo em conta os resultados normais de um teste de tempo de sangramento padrão, não se pode excluir a possibilidade de uma hemorragia clínica significativa com procedimentos dentários invasivos.

2. Sem uma história clínica positiva relacionada com um distúrbio hemorrágico/desordem plaquetária, o teste do tempo de hemorragia não é um "indicador útil" de uma hemorragia excessiva aquando da realização de procedimentos dentários invasivos; e

3. Os resultados de um tempo de hemorragia prolongado não podem identificar de forma fiável os doentes que estão a tomar terapêutica antiplaquetária; assim, um tempo de hemorragia prolongado não pode ser associado à ingestão de aspirina ou AINEs. Por conseguinte, o teste do tempo de hemorragia é apenas um instrumento de rastreio de perturbações plaquetárias; não é um método de teste clínico eficaz para prever a quantidade de uma hemorragia associada a um tempo de hemorragia aumentado nesses doentes.

Tempo de coagulação : O teste clínico para as perturbações da coagulação é o tempo de coagulação. Para efetuar este teste, utiliza-se uma lanceta de sangue para perfurar a almofada do dedo. Imediatamente, são colocados oito tubos de microhematócrito capilar sobre o local da punção, um de cada vez, enchendo-os por ação capilar. Após 4 minutos de espera, um tubo é fracturado no centro e cuidadosamente afastado. Este procedimento é repetido a cada 15 segundos até que uma fina faixa semelhante a um fio ligue as extremidades fracturadas do tubo (Figura 7-7). Este fio representa a formação de fibrina, que foi activada quando o sangue entrou em contacto com a superfície de vidro do tubo. Normalmente, o fio de fibrina forma-se num período de 4 a 5 minutos. O prolongamento do tempo de coagulação equivale a um defeito das vias intrínsecas ou comuns da coagulação. A grande maioria das coagulopatias pode ser rastreada através do teste do tempo de coagulação. [5]

O analisador da função plaquetária (PFA-100) é um dispositivo de teste laboratorial sofisticado que está atualmente a ser utilizado em vez do teste Ivy Bleeding Time. Os testes de função plaquetária ou ensaio de função plaquetária (PFA) avaliam a função quantitativa e qualitativa das plaquetas. Fornecem uma avaliação da ligação plaquetária, da ativação plaquetária e da agregação plaquetária durante o desenvolvimento de um tampão plaquetário, ou hemostase primária. Geralmente, estes testes medem o tempo necessário para a formação de um coágulo (aglutinação das plaquetas) para evitar a perda de sangue como o tempo de fecho. O teste PFA (e outros testes de função plaquetária) não demonstrou prever a probabilidade de um doente sangrar excessivamente durante procedimentos invasivos; no entanto, a sua utilidade clínica completa ainda tem de ser estabelecida

O Tempo de Protrombina (TP) mede a capacidade do doente para formar um coágulo definitivo, monitorizando o bom funcionamento da via extrínseca da coagulação (Fator VII) e da via comum (Factores V, X, protrombina e fibrinogénio). Os factores VII, X e protrombina são dependentes da vitamina K para a sua síntese e tornam-se instáveis quando são prescritos medicamentos do tipo cumarínico. Um perfil de coagulação normal indica níveis ou percentagens adequados de factores de coagulação nas vias extrínseca e comum. Geralmente, o intervalo dos testes laboratoriais situa-se entre 11 e 15 segundos. Resultados superiores a 15 segundos indicam um TP anormal ou prolongado. Este resultado é indicativo de uma coagulação deficiente factores necessários para formar um coágulo de fibrina, resultando numa hemorragia prolongada no organismo. Uma hemorragia ativa causada por terapêutica anticoagulante, medicamentos do tipo cumarina, é mais frequentemente monitorizada pelo teste laboratorial do rácio normalizado internacional (INR).

Rácio Normalizado Internacional (INR) Em 1983, o Comité de Normas Biológicas da Organização Mundial de Saúde estabeleceu um método de teste laboratorial mais preciso, o INR, para monitorizar os doentes que tomam medicamentos anticoagulantes (terapêutica com varfarina). Os níveis terapêuticos de varfarina são medidos pelo rácio normalizado internacional (INR). A Sociedade Britânica de Hemotologia publicou diretrizes sobre o controlo de anticoagulantes que recomendam um INR alvo máximo de 3,5, com um intervalo de 3-4. No caso das extracções dentárias, os doentes que tomaram varfarina correm um risco acrescido de tromboembolismo perioperatório se o fármaco for suspenso, mas podem correr um risco acrescido de hemorragia se o fármaco for mantido.[8] Consequentemente, foram instituídos internacionalmente materiais laboratoriais (reagentes de tromboplastina) e técnicas laboratoriais com o objetivo de normalizar os valores atribuídos. Os doentes com um perfil de coagulação normal apresentam um valor de INR de 1,0. O intervalo de INR de "baixa intensidade" situa-se entre 2,0 e 3,0; e o intervalo de INR de "alta intensidade" situa-se entre 2,5 e 3,5. O que determina a intensidade da terapia anticoagulante? A intensidade é determinada pela predisposição do doente para uma coagulação anormal. Os doentes diagnosticados com um risco elevado de formação de coágulos requerem uma maior intensidade de anticoagulação. Do ponto de vista farmacológico, os medicamentos anticoagulantes inactivam o fator VII na via extrínseca, inibindo a ação da vitamina K; a vitamina K é necessária ao fígado para sintetizar o fator VII.

O tempo de tromboplastina parcial activada (aPTT) também mede a capacidade do doente para formar eficazmente um coágulo definitivo, avaliando a eficácia das vias intrínseca e comum da cascata de coagulação. Analisa deficiências na via intrínseca, especificamente os factores VIII, IX, XI, XIII; e deficiências na via comum, especificamente os factores V e X, a protrombina e o fibrinogénio. Um aPTT normal é geralmente de 25 a 40 segundos. O aPTT é o teste laboratorial mais frequentemente utilizado pelos médicos para monitorizar a terapêutica com heparina e para diagnosticar as hemofilias, que resultam num tempo aPTT prolongado ou aumentado.

O teste laboratorial **Thrombin Time** avalia a conversão do fibrinogénio em fibrina insolúvel através da adição de trombina à amostra de sangue do doente. Especificamente, este teste ignora as vias extrínseca, intrínseca e comum para determinar a estabilidade do coágulo. Normalmente, o intervalo deste teste situa-se entre 9 e 13 segundos. Um tempo prolongado, superior a 16 a 18 segundos, é considerado anormal.

AVALIAÇÃO CLÍNICA E DO PACIENTE

Os dentistas devem estar conscientes do impacto dos distúrbios hemorrágicos no tratamento dos seus doentes. Por conseguinte, é necessária uma avaliação dentária e médica adequada dos doentes antes do tratamento, especialmente se estiver planeado um procedimento dentário invasivo. A avaliação e o historial do doente devem começar com questionários médicos padrão. Os doentes devem ser questionados sobre qualquer episódio anterior de hemorragia invulgar após cirurgia ou lesão, hemorragia espontânea e nódoas negras fáceis ou frequentes. Para efeitos da anamnese, um episódio hemorrágico clinicamente significativo é aquele que [9]

- Continua para além das 12 horas
- Leva o paciente a telefonar ou a regressar ao dentista ou a procurar tratamento médico ou cuidados de emergência
- Provoca o desenvolvimento de hematoma ou equimose nos tecidos moles ou
- Necessita de suporte de produtos sanguíneos.

A maioria dos episódios de hemorragia relatados são ligeiros e não requerem uma visita ao dentista ou ao serviço de urgência e não afectam significativamente o tratamento dentário.

O doente deve ser questionado sobre qualquer história de hemorragia significativa e prolongada após extração dentária ou hemorragia das gengivas. Deve ser registada uma história de hemorragia nasal ou oral. Muitos distúrbios hemorrágicos, como a hemofilia e a doença de von Willebrand, ocorrem em famílias; por conseguinte, deve ser cuidadosamente obtida uma história familiar de distúrbios hemorrágicos.

É importante ter um historial completo de medicamentos. Se um doente estiver a tomar medicamentos anticoagulantes, será importante consultar o seu médico antes de qualquer intervenção cirúrgica importante. Além disso, vários medicamentos podem interferir com a hemostase e prolongar a hemorragia. As drogas de abuso, como o álcool ou a heroína, também podem causar hemorragias em excesso2 , provocando lesões hepáticas que resultam numa produção alterada de factores de coagulação. O consumo ilícito de drogas injectáveis acarreta um risco acrescido de transmissão de agentes patogénicos virais que podem levar a hepatites virais e a alterações

função hepática. Um exame geral do doente pode indicar uma tendência para sangrar. Púrpuras múltiplas da pele, feridas hemorrágicas, hematomas evidentes ou articulações inchadas podem ser evidentes em doentes com defeitos hemorrágicos graves. Além disso, os doentes podem apresentar sinais de doença sistémica subjacente. Os doentes com doença hepática podem apresentar iterícia, nevos de aranha, ascite e outros sinais de comprometimento da função hepática. Um doente cardíaco pode apresentar taquicardia ou hipertensão, o que pode dificultar a obtenção de hemostase. A evidência de petéquias, equimoses, hematomas ou hemorragia gengival excessiva deve direcionar a atenção do médico para uma possível doença hemorrágica subjacente. Quando se suspeita de uma perturbação hemorrágica, devem ser efectuados exames laboratoriais, incluindo contagens sanguíneas e estudos de coagulação.

Os testes laboratoriais pré-operatórios do sistema hemostático são:

- Tempo de hemorragia para determinar a função plaquetária (intervalo normal: 2-7 minutos)
- Tempo de tromboplastina parcial activada para avaliar a via intrínseca da coagulação (intervalo normal: 25 } 10 segundos)
- Rácio normalizado internacional para medir a via extrínseca (intervalo normal: 1,0)
- Contagem de plaquetas para quantificar a função plaquetária

(intervalo normal: 150.000-450.000/µL).

A avaliação deve incluir uma abordagem sistemática de recolha, organização e avaliação de todos os dados do doente. Os dados devem ser recolhidos a partir da história pessoal, médica e dentária, da história farmacológica, dos testes laboratoriais e da inspeção das estruturas extra e intra-orais. Estas provas subjectivas e objectivas são vitais para o desenvolvimento de um plano de tratamento adequado e para a gestão dentária de doentes com distúrbios hemorrágicos durante a realização de procedimentos dentários invasivos. Todas estas informações necessárias são essenciais quando se consideram as responsabilidades legais e éticas que os prestadores de cuidados de saúde devem exercer quando cuidam dos seus pacientes. Examinar o questionário de história clínica é o primeiro passo para identificar se inclui ou não perguntas sobre a suspeita ou história de distúrbios hemorrágicos. As perguntas devem incluir o seguinte: a determinação de uma história conhecida ou de uma história familiar de um distúrbio hemorrágico, história de episódios hemorrágicos relacionados com um procedimento dentário, áreas de petéquias, púrpura e equimose, brusquidão fácil, hemorragias nasais frequentes (epitáxis), sangue na urina (hematúria), problemas de coagulação, hemorragias nas articulações (hemartrose), hematomas musculares profundos, hemorragia menstrual excessiva, problemas de abuso de álcool, cirrose hepática e hemorragia invulgar após uma lesão ou um procedimento cirúrgico.[1] Um inquérito verbal ou uma abordagem de acompanhamento pode incluir perguntas sobre quem, o quê, onde, quando, porquê ou como. As perguntas relacionadas com as perturbações hemorrágicas podem incluir:

- O que é a doença hemorrágica?
- Qual é a etiologia da doença hemorrágica?
- Quais são os sinais e sintomas hemorrágicos? Localização dos sinais e sintomas hemorrágicos?
- Que medicamentos sujeitos a receita médica, medicamentos de venda livre e/ou suplementos estão a ser tomados?
- Quais são os resultados das análises laboratoriais ao sangue?
- Quem é o médico supervisor, cardiologista ou hematologista?
- Quando é que a doença hemorrágica foi diagnosticada? (história hemorrágica e/ou história familiar)

- Que complicações hemorrágicas foram registadas (especificamente, hemorragias espontâneas com ferimentos ou hemorragias prolongadas relacionadas com cirurgias dentárias ou médicas)?
- Como é que a hemorragia é tratada a nível médico ou dentário?

Incluído no historial farmacológico, o dentista deve questionar o doente sobre medicamentos prescritos que causam tendências hemorrágicas, especificamente a terapêutica com Coumadin, aspirina, anti-inflamatórios não esteróides, ou terapêutica com heparina. Igualmente importante, os pacientes devem ser questionados sobre a toma de medicamentos de venda livre que contenham aspirina; e devem ser questionados sobre suplementos e ervas que possam exacerbar a hemorragia quando os pacientes estão a tomar anticoagulantes. Existem mais de 200 medicamentos de venda livre contendo aspirina à disposição dos indivíduos, bem como múltiplas combinações de terapias à base de plantas que podem afetar as vias hemostáticas.

Após a avaliação clínica e do doente, os profissionais de medicina dentária devem efetuar um exame extra-oral e intra-oral minucioso para identificar desvios do normal que sejam indicativos de distúrbios hemorrágicos. A história de longa data de achados clínicos em doentes com distúrbios hemorrágicos ligeiros a graves resulta frequentemente em: petéquias, equimoses, hemorragia gengival espontânea e hemorragias nos tecidos moles. O achado oral mais comum associado a distúrbios hemorrágicos são as petéquias, que se apresentam como pequenas manchas roxas ou vermelhas, de 1 a 2 mm, que surgem como resultado de hemorragias minúsculas nas camadas dérmicas. A sua localização é mais frequente nas superfícies das mucosas. As equimoses, maiores do que as petéquias, são descolorações planas, azul-avermelhadas ou arroxeadas da pele ou da mucosa. Estas lesões hemorrágicas resultam da extravasão espontânea de sangue para os tecidos circundantes (extravasamento). Estas hemorragias graves resultam de traumatismos, incluindo cirurgias, de vasos sanguíneos subjacentes ou da fragilidade das paredes dos vasos.1 Em doenças graves, pode ocorrer hemorragia gengival espontânea.

Com base nos resultados da história clínica e do exame oral do doente, os resultados positivos relativos à suspeita de uma doença hemorrágica devem justificar uma consulta médica e uma avaliação laboratorial de rastreio. Deste modo, pode ser feito um diagnóstico correto e podem ser prestados cuidados dentários optimizados.

Gestão :

O tratamento de pacientes com distúrbios hemorrágicos depende da gravidade da condição e da invasividade do procedimento dentário planeado. Se o procedimento tiver uma invasividade limitada e o doente tiver um distúrbio hemorrágico ligeiro, será necessária apenas uma ligeira ou nenhuma modificação. Em doentes com distúrbios hemorrágicos graves, o objetivo é minimizar o desafio para o doente, restaurando o sistema hemostático para níveis aceitáveis e mantendo a hemostase através de métodos locais e adjuvantes. O médico do doente deve ser consultado antes de se iniciar um tratamento invasivo. Nos doentes com coagulopatias induzidas por medicamentos, os medicamentos podem ser interrompidos ou as doses modificadas. No caso de coagulopatias irreversíveis, pode ser necessária a substituição dos factores em falta. [6]

Anestesia e gestão da dor

Em doentes com coagulopatias, as injecções anestésicas de bloqueio nervoso estão contra-indicadas, a não ser que não exista uma alternativa melhor e que seja fornecida profilaxia, uma vez que a solução anestésica é depositada numa área altamente vascularizada, o que acarreta um risco de formação de hematoma.

Os bloqueios habitualmente utilizados requerem níveis mínimos de fator de coagulação de 20% a 30%. O extravasamento de sangue na área orofaríngea por um bloqueio alveolar inferior ou no

O bloqueio do plexo pterigoide pode produzir inchaço grosseiro, dor, disfasia, obstrução respiratória e risco de morte por asfixia. A infiltração anestésica e a anestesia intraligamentar são alternativas potenciais ao bloqueio do nervo em muitos casos. Sempre que possível, deve ser utilizado um anestésico com um vasoconstritor. Podem ser utilizadas técnicas alternativas, incluindo a sedação com diazepam ou a analgesia com óxido nitroso e oxigénio, para reduzir ou eliminar a necessidade de anestesia. Os doentes submetidos a um tratamento extenso que exija a substituição de factores podem ser tratados sob anestesia geral num bloco operatório de um hospital. A dor dentária pode normalmente ser controlada com um analgésico ligeiro, como o paracetamol (acetaminofeno). A aspirina não deve ser utilizada devido ao seu efeito inibidor da agregação plaquetária. A utilização de qualquer medicamento anti-inflamatório não esteroide (AINE) deve ser discutida previamente com o hematologista do doente devido ao seu efeito na agregação plaquetária. Não existem restrições quanto ao tipo de agente anestésico local utilizado, embora os que contêm vasoconstritores possam proporcionar hemostase local adicional. É importante aconselhar os doentes e os pais das crianças sobre os riscos do trauma oral local antes do fim do efeito do anestésico. Uma infiltração bucal pode ser utilizada sem qualquer substituição de fator. Anestesiará todos os dentes superiores e os dentes anteriores e pré-molares inferiores. Os dentes molares inferiores são geralmente tratados com o bloqueio do nervo alveolar inferior. Este só deve ser administrado após o aumento dos níveis de fator de coagulação através de uma terapia de substituição adequada, uma vez que existe o risco de hemorragia nos músculos, bem como um potencial compromisso das vias respiratórias devido a um hematoma no espaço retromolar ou pterigoide. A técnica intraligamentar ou a técnica interóssea deve ser considerada em vez do bloqueio mandibular. O Articaine® tem sido utilizado como infiltração bucal para anestesiar os dentes molares inferiores. Uma infiltração lingual também requer a substituição adequada de factores, uma vez que a injeção é feita numa área com um plexo rico em vasos sanguíneos e a agulha não está adjacente ao osso. Existe o risco de uma obstrução significativa das vias respiratórias em caso de ***hemorragia***.

Os procedimentos cirúrgicos implicam o maior risco de hemorragia, pelo que são necessárias precauções de segurança. No caso das coagulopatias, recomenda-se a transfusão de factores adequados para 50% a 100% dos níveis normais quando se utiliza uma infusão única em bolus em ambulatório. Em doentes com

Na hemofilia, pode ser necessária uma manutenção adicional de fator pós-operatório após cirurgias extensas. Isto pode ser feito com infusão de fator, DDAVP, crioprecipitado ou plasma fresco congelado, dependendo da condição do paciente. O hematologista do doente deve ser consultado antes do planeamento, e os doentes com doença grave devem ser tratados em centros especializados.

Os agentes hemostáticos locais e as técnicas como a pressão, os pacotes cirúrgicos, as suturas e os stents cirúrgicos podem ser utilizados individualmente ou em combinação e podem ajudar na administração local de agentes hemostáticos, como a trombina tópica e os vasoconstritores.

No entanto, é necessário ter cuidado com a utilização de vasoconstritores devido ao risco de vasodilatação de ricochete, que pode aumentar o risco de hemorragia tardia. A utilização de materiais hemostáticos absorvíveis pode favorecer a formação e a estabilidade do coágulo. No entanto, estes materiais também apresentam um risco de infeção e podem atrasar a cicatrização; devem, por isso, ser evitados em doentes imunodeprimidos. A trombina tópica é um agente eficaz quando aplicada diretamente na ferida hemorrágica, uma vez que converte o fibrinogénio em fibrina e permite uma hemostase rápida na ferida. A cola de fibrina tópica pode reduzir a quantidade de substituição de factores necessária quando utilizada juntamente com agentes antifibrinolíticos. A cola de fibrina também tem sido utilizada eficazmente em conjunto com outras medidas hemostáticas. A utilização de fármacos que afectam os mecanismos de hemorragia não constitui normalmente um problema significativo no tratamento dentário. Se o AAS tiver de ser retirado, isso deve ser feito pelo menos 10 dias antes da cirurgia. Na maioria dos casos, a terapêutica com AAS não necessita de ser interrompida e as medidas hemostáticas locais são suficientes para controlar a hemorragia. Da mesma forma, outros fármacos antiplaquetários, como o clopidogrel e o dipiridamol, geralmente não precisam de ser interrompidos. O médico do doente deve ser consultado antes de ser tomada qualquer decisão de alterar o regime de medicamentos do doente, devendo ser determinada a potencial relação risco-benefício. Para os doentes que tomam varfarina, o seu rácio normalizado internacional (INR) deve ser medido antes de um procedimento cirúrgico. O intervalo terapêutico normal é de 2,0-3,0. De acordo com as recomendações actuais, a maioria dos procedimentos cirúrgicos orais pode ser realizada sem alterar a dose de varfarina se o INR for inferior a 3,0.23 Se os valores de INR forem superiores a 3,0, sugere-se a consulta médica. É importante considerar o risco de reduzir o nível de anticoagulação em doentes medicados com varfarina devido ao risco de um evento tromboembólico.[10] Os doentes que tomam heparina são frequentemente aqueles que estão em hemodiálise devido a doença renal terminal. A heparina tem uma semi-vida curta (cerca de 5 horas) e os doentes podem frequentemente ser tratados com segurança nos dias entre diálises.

O tratamento cirúrgico, incluindo uma simples extração dentária, deve ser planeado para minimizar o risco de hemorragia, hematomas excessivos ou formação de hematoma. Os pontos seguintes ajudarão a evitar problemas:

Raramente é necessária uma intervenção cirúrgica de emergência em medicina dentária, uma vez que a dor pode muitas vezes ser controlada sem recorrer a um tratamento não planeado. Todos os planos de tratamento devem ser discutidos com a unidade de hemofilia se envolverem a utilização de cobertura profiláctica.[11]

1. Plano de tratamento

O plano de tratamento deve ser formulado de acordo com as seguintes diretrizes:

- Efetuar um exame clínico e radiográfico completo.

Identificar quais os tratamentos que podem exigir uma cobertura profiláctica. Se forem necessárias extracções múltiplas, apenas um ou dois dentes devem ser extraídos na primeira consulta para garantir a obtenção de hemostase. É importante ter em conta as circunstâncias sociais do doente (vive sozinho? Quais são as suas preferências em termos de tratamento), bem como o estado clínico, ao tomar esta decisão.

- Observar todos os doentes durante um período prolongado após uma extração dentária. Este período pode ser de algumas horas para os doentes com uma tendência hemorrágica ligeira, enquanto os doentes com condições mais graves ou um historial de hemorragia prolongada apesar da cobertura hemostática podem necessitar de supervisão durante a noite no hospital.
- Discutir o tratamento que requer a administração de fator de coagulação ou desmopressina (DDAVP) com a unidade de hemofilia. Esta será responsável por organizar a administração e o controlo dos produtos de tratamento.
- Discutir a utilização de agentes hemostáticos locais. Isto pode incluir a utilização de celulose oxidada (Surgicel®) ou cola de fibrina. Normalmente, a cola de fibrina não deve ser utilizada em doentes que nunca tenham recebido produtos sanguíneos derivados de seres humanos ou que estejam a receber tratamento com fator VIII ou IX recombinante devido aos riscos potenciais de transmissão viral humana.
- Pondere se deve utilizar antibióticos após uma extração dentária. Esta questão é controversa, mas existem alguns relatos anedóticos que sugerem que a sua utilização pode evitar uma hemorragia tardia, que se pensa ser devida a uma infeção. No entanto, se um paciente tiver uma infeção antes do tratamento, esta deve ser tratada com antibióticos.

- Efetuar sempre o tratamento da forma mais atraumática possível.

2. Período pré-operatório

- Assegurar que a cavidade oral é tão saudável quanto possível antes de qualquer procedimento cirúrgico. Esta
pode ser conseguido através da marcação de um tratamento com um higienista para remover o máximo possível de cálculo e placa bacteriana. A utilização regular de um elixir bucal antibacteriano, como por exemplo a clorexidina, também pode ajudar.
- Considerar a utilização de um agente antifibrinolítico. Pode ser útil iniciar o tratamento no dia anterior à cirurgia. O ácido tranexâmico (dose habitual para adultos 1 g três vezes por dia) e o ácido épsilon aminocapróico (EACA) (50 mg/kg quatro vezes por dia) são os medicamentos mais utilizados. Devem ser mantidos durante um total de 7 dias.

3. Período peri-operatório

- O doente deve lavar a boca com colutório de clorexidina durante 2 minutos antes da
administração do anestésico local.
- Efetuar a extração da forma mais atraumática possível.
- Suturar o alvéolo se as margens gengivais não se opuserem bem. Brewer relata uma pequena série em que as suturas não foram utilizadas por rotina e não houve um aumento significativo da hemorragia pós-extração. As suturas reabsorvíveis e não reabsorvíveis podem ser utilizadas à discrição do operador. O único problema com as suturas não reabsorvíveis é a necessidade de uma consulta pós-operatória e a possibilidade de hemorragia quando a sutura é removida.
- Utilizar medidas hemostáticas locais, se indicado. Estas incluem a utilização de celulose oxidada ou cola de fibrina (ver notas sobre a utilização de cola de fibrina).

- Utilizar uma tala macia formada a vácuo para proteger o encaixe, se necessário.

4. Período pós-operatório

O doente deve receber instruções pós-operatórias pormenorizadas:

- Não enxaguar a boca durante 24 horas;
- Não fumar durante 24 horas;
- Dieta mole durante 24 horas;
- Não realizar actividades extenuantes durante 24 horas;
- Os medicamentos receitados devem ser tomados de acordo com as instruções;
- Se necessário, deve ser prescrita analgesia;
- Os elixires de água salgada (1 colher de chá de sal num copo de água morna) devem ser utilizados quatro vezes por dia, a partir do dia seguinte à extração, durante 7 dias;
- Pode ser utilizado um elixir bucal antibacteriano;
- Os contactos de emergência devem ser fornecidos ao doente em caso de problemas.

Hemorragia pós-extração

Um planeamento pré-operatório cuidadoso e a utilização de agentes antifibrinolíticos evitarão muitos problemas pós-operatórios. No entanto, ocasionalmente, ocorrerá hemorragia pós-extração. Se ocorrer hemorragia pós-extração: Contactar a unidade de hemofilia e considerar a utilização de concentrado de fator adicional. Inspecionar o local da hemorragia. Se houver qualquer evidência de um rasgão na gengiva ou outro ponto de hemorragia óbvio, este deve ser tratado utilizando medidas locais como descrito anteriormente. Orientações para o tratamento dentário de doentes com doenças hemorrágicas hereditárias Instrua o doente para se sentar e morder uma compressa de gaze húmida durante pelo menos 10 minutos.

Utilizar uma solução a 10% de ácido tranexâmico ou EACA para humedecer a zaragatoa ou como colutório se a hemorragia for difícil de parar. Monitorizar a tensão arterial do doente, uma vez que esta pode aumentar devido à preocupação e à dor. Se o doente tiver dores, deve ser-lhe prescrito um analgésico adequado, enquanto que, se não tiver dores, uma pequena dose de uma benzodiazepina ou similar ajudará a reduzir a preocupação e a tensão arterial.

Cola de fibrina

Em alguns centros de hemofilia, a cola de fibrina é utilizada como medida hemostática local, juntamente com um agente antifibrinolítico oral, para alcançar a hemostase e reduzir a necessidade de terapia de substituição do fator de coagulação. Toda a cola de fibrina contém componentes de origem humana ou animal, o que fez com que alguns médicos e doentes hesitassem em utilizar este tratamento, particularmente em doentes que estão a receber concentrados de factores recombinantes ou que nunca receberam produtos sanguíneos derivados de seres humanos. A cola de fibrina imita a via final da cascata de coagulação no ponto em que o fibrinogénio é convertido em fibrina na presença de trombina, fator XIII, fibronectina e cálcio ionizado. A reação em cascata provoca a clivagem do fibrinogénio através da trombina, formando péptidos de fibrina A e B a partir de cada molécula de fibrinogénio, resultando na formação dos monómeros de fibrina. A própria trombina também ativa o fator XIII, que na presença de cálcio permite a estabilização do coágulo. A fibronectina também participa no processo e a sua inclusão no sistema adesivo parece promover a migração celular e a ativação de fibroblastos na área onde a cola de fibrina foi aplicada.

Talas

As talas macias formadas por vácuo podem ser utilizadas para fornecer proteção local após uma extração dentária ou uma hemorragia pós-extração prolongada. A técnica seguinte é utilizada para construir a tala no pré-operatório:

- Fazer uma impressão dentária antes da extração e moldar um modelo no laboratório.

- Retirar o dente a extrair do modelo.
- Construir uma tala macia formada a vácuo para cobrir completamente o encaixe.
- Manter a tala no sítio durante pelo menos 48 horas antes de verificar o alvéolo. Se houver qualquer sinal de hemorragia, deve ser substituída e verificada de 24 em 24 horas. Se a tala for utilizada para estancar uma hemorragia pós-extração, a impressão deve ser cuidadosamente limpa e desinfectada antes de ser transportada para o laboratório.

O tratamento do doente com uma doença hemorrágica visa a correção do(s) defeito(s) reversível(eis), a prevenção de episódios hemorrágicos, o controlo imediato da hemorragia quando esta ocorre e o tratamento das sequelas da doença e da sua terapia.

Distúrbios das plaquetas

Enquanto as doenças vasculares podem ser geridas através de medidas locais, a gestão das doenças plaquetárias é menos simples. Para as pessoas com problemas de plaquetas, é necessário contactar o hematologista do doente para determinados procedimentos dentários, dependendo da gravidade da doença e do procedimento a efetuar. [18] As modalidades de tratamento dos distúrbios plaquetários são determinadas pelo tipo de defeito. As trombocitopenias são tratadas principalmente de forma aguda com transfusões de plaquetas para manter o nível mínimo de 10.000 a 20.000/mm3 necessário para evitar hemorragias espontâneas. Os corticosteróides estão indicados para a PTI, sendo a sua titulação determinada pela gravidade dos sintomas hemorrágicos. A esplenectomia pode ser necessária na PTI crónica para evitar a produção de anticorpos antiplaquetários e o sequestro e remoção de plaquetas marcadas com anticorpos. A terapia de troca de plasma combinada com aspirina/dipiridamol ou corticosteróides reduziu recentemente a taxa de mortalidade dos doentes com PTI em relação à taxa anteriormente obtida com o tratamento com infusões de plasma fresco congelado (FFP). A trombocitopenia da síndrome de Wiskott-Aldrich pode ser tratada com transfusões de plaquetas, esplenectomia ou transplante de medula óssea. O tratamento de episódios de hemorragia no doente com o defeito plaquetário congénito qualitativo da trombastenia de Glanzmann não é normalmente necessário, a não ser que a hemorragia ponha a vida em risco. A terapêutica tem incluído transfusões periódicas aleatórias de plaquetas, que comportam o risco de desenvolvimento de isoanticorpos antiplaquetários. Após o desenvolvimento de anticorpos, podem ser necessárias plaquetas compatíveis com o antigénio leucocitário humano (HLA), para reduzir o número de transfusões de plaquetas necessárias para a hemostase. Na ausência de plaquetas satisfatoriamente compatíveis, o volume de sangue e os constituintes podem ser mantidos com produtos sanguíneos de baixa antigenicidade. A plasmaférese para remover os isoanticorpos circulantes é mantida em reserva para casos de trombastenia grave e hemorragias potencialmente fatais. O transplante de medula óssea pode ser necessário no caso da síndroma de Wiskott Aldrich. [12]

Hemofilias A e B

A terapêutica para as hemofilias A e B depende da gravidade da doença, do tipo e local da hemorragia e da presença ou ausência de inibidores. O tratamento da hemofilia A em doentes submetidos a cirurgia dentária consiste em [13] aumentar os níveis de fator VIII, substituir o fator VIII e inibir a fibrinólise. A desmopressina (DDAVP) é utilizada para conseguir um aumento transitório do nível de fator VIII através da libertação de fator VIII endógeno em doentes com hemofilia A e doença de von Willebrand. Pode ser suficiente para atingir hemostase nas formas ligeiras destas doenças. O DDAVP pode ser combinado com agentes antifibrinolíticos para aumentar a sua eficácia. [13] Os concentrados do complexo Fs VIII e IX preparados comercialmente, o acetato de desmopressina e, em menor grau, o crioprecipitado e o FFP são opções de substituição. Desde que os concentrados de complexos Fs VIII e IX parcialmente purificados, preparados a partir de plasma agrupado, foram utilizados pela primeira vez no final da década de 1960 e na década de 1970, foram desenvolvidos vários métodos de fabrico de produtos com maior pureza e menor risco de transmissão viral. Os actuais produtos de pureza intermédia são preparados por tratamento térmico ou com solvente/detergente do produto final. Em 1987, os concentrados tratados por calor seco constituíam aproximadamente 90% do consumo total de concentrado de F VIII nos Estados Unidos. Os produtos F VIII de elevada pureza, fabricados através de técnicas de purificação de anticorpos recombinantes ou monoclonais, são atualmente preferidos devido à sua maior segurança viral. No entanto, o seu custo, até 10 vezes superior ao dos concentrados aquecidos a seco, pode ser financeiramente restritivo para os doentes sem seguro de saúde. Os produtos de elevada pureza custam geralmente mais de 1,00 dólares (EUA) por unidade. Os concentrados de F VIII são doseados por unidades, sendo uma unidade de F VIII igual à quantidade presente em 1 ml de plasma normal fresco agrupado. O nível plasmático de F VIII é expresso como uma percentagem do normal. Uma vez que uma unidade de concentrado de F VIII por quilograma de peso corporal aumenta o nível de F VIII em 2%, um doente de 70 kg necessitaria de uma perfusão de 3500 unidades para aumentar o seu nível de fator de < 1% para 100%. Uma dose de 40 U/kg de concentrado de F VIII é tipicamente utilizada para elevar o nível de F VIII para 80 a 100% para o controlo de hemorragias cirúrgicas ou traumáticas significativas num doente com hemofilia grave. Podem ser necessárias doses adicionais em ambulatório, com intervalos de 12 horas, ou pode ser estabelecida uma perfusão contínua em regime de internamento. Os concentrados de F IX recombinante e monoclonal altamente purificados foram desenvolvidos no final dos anos 80 e início dos anos 90 e são o tratamento de eleição para os doentes com hemofilia B submetidos a cirurgia. Os concentrados do complexo F. IX (concentrado do complexo protrombínico [PCC]), que contêm os Fs II, VII, IX e X, são também amplamente utilizados atualmente em doentes com hemofilia

B. Uma unidade de PCC ou de concentrados de F IX de pureza superior administrada em bolus por quilograma de peso corporal aumenta o nível de F IX em 1 a 1,5%. Assim, é normalmente necessária uma dose de 60 U/kg de concentrado de F IX para aumentar o nível de F IX para 80 a 100% para o tratamento de episódios hemorrágicos graves num doente com uma deficiência grave de F IX. Pode ser necessário repetir as doses em ambulatório com intervalos de 24 horas. Terapia domiciliária devidamente supervisionada, na qual

os doentes se auto-tratam com concentrados de fator ao primeiro sinal de hemorragia, é um método rentável oferecido a doentes educados e motivados por alguns centros médicos.

Atualmente, o crioprecipitado e o FFP raramente são o tratamento de escolha para as hemofilias A e B devido às suas desvantagens de potencial transmissão viral e aos grandes volumes necessários para aumentar os níveis de fator de forma adequada para a hemostase. O crioprecipitado é o precipitado insolúvel a frio que permanece após o FFP ser descongelado a 4°C. Um saco típico (1 unidade) de crioprecipitado contém cerca de 80 unidades de F VIII e vWF, e 150 a 250 mg de fibrinogénio num volume de 10 a 15 mL. O crioprecipitado tem sido utilizado para tratar doentes selecionados com DvW e hemofilia A. O PFC contém todos os factores de coagulação em concentrações quase normais e pode ajudar a controlar a hemorragia num doente com hemofilia B ligeira. A hemorragia pós-operatória na deficiência ligeira a moderada de F X pode ser gerida com FFP, e os PCCs podem ser mantidos em reserva para doentes com deficiência grave.

O acetato de desmopressina (DDAVP [1-deamino-8-D-arginina vasopressina]) proporciona aumentos transitórios adequados dos factores de coagulação em alguns doentes com hemofilia A ligeira a moderada e DvW tipo I, evitando a necessidade de concentrados de plasma. Este análogo sintético da vasopressina é atualmente considerado o tratamento de escolha para os eventos hemorrágicos em doentes com estas diáteses hemorrágicas, devido à ausência de risco viral e ao seu baixo custo. O DDAVP pode ser administrado na dose de 0,3 μg/kg de peso corporal, por via intravenosa ou subcutânea, antes de extracções dentárias ou cirurgias, ou para tratar episódios hemorrágicos espontâneos ou traumáticos. Resulta num aumento médio de duas a cinco vezes (intervalo de 1,5 a 20 vezes) da atividade coagulante do F VIII, do antigénio vWF e da atividade do cofator da ristocetina, com uma semi-vida plasmática de 5 a 8 horas para o F VIII e de 8 a 10 horas para o vWF. A aplicação intranasal em spray de DDAVP (Stimate, Aventis Behring, King of Prussia, PA) contém 1,5 ml de desmopressina por mililitro, com cada 0,1 ml de bomba de spray fornecendo uma dose de 150 μg. As crianças necessitam de uma pulverização nasal e os adultos necessitam de duas pulverizações nasais para obterem uma resposta favorável; a correção da hemorragia ocorre em cerca de 90% dos doentes com hemofilia A ligeira a moderada e DvW tipo I. O tempo para atingir os níveis máximos é de 30 a 60 minutos após a injeção intravenosa e de 90 a 120 minutos após a aplicação subcutânea ou intranasal. Infelizmente, o DDAVP é ineficaz em indivíduos com hemofilia A grave. Pode ser indicado um ensaio de DDAVP ou um teste de resposta à dose antes de uma cirurgia extensa, para avaliar o nível de efeito do medicamento na atividade de F VIII testada no doente individual. Pensa-se que o DDAVP estimula a libertação endógena de F VIII e FvW dos locais de armazenamento das células endoteliais dos vasos sanguíneos, sendo hemostaticamente eficaz desde que sejam atingidas concentrações plasmáticas adequadas. A utilização prolongada de DDAVP resulta na exaustão dos locais de armazenamento de F VIII e na diminuição do efeito hemostático; por conseguinte, os agentes antifibrinolíticos são adjuvantes úteis da terapêutica com DDAVP. As complicações da terapêutica de substituição de factores, para além das reacções alérgicas, incluem a transmissão de doenças virais (hepatite B e C, *citomegalovírus* e vírus da imunodeficiência humana [VIH]), doença tromboembólica, DIC e desenvolvimento de anticorpos contra os concentrados de factores.A hepatite B e a não-A/não-B têm sido as principais causas de morbilidade e mortalidade na população hemofílica, resultando em hepatite crónica ativa e cirrose em vários doentes. Mais recentemente, a hepatite C e a infeção por VIH tornaram-se as infecções mais comuns relacionadas com a transfusão em hemofílicos. No final de 1986, alguns centros referiram que 80 a 90% dos hemofílicos tratados com concentrados de F VIII e cerca de 50% dos que tinham recebido concentrados de F IX eram seropositivos para o VIH. Desde 1986, com o rastreio viral do plasma doado, tem havido poucas seroconversões do VIH relacionadas com a transfusão. A utilização de concentrado de complexo de fator IX pode resultar em complicações trombóticas, tais como tromboses venosas profundas, enfartes do miocárdio, embolias pulmonares e DIC. A utilização simultânea de antifibrinolíticos sistémicos com estes produtos pode aumentar os riscos. Acredita-se que a DIC ocorra como consequência de níveis elevados de factores de coagulação activados, como os Fs VIIa, IXa e Xa, que não podem ser adequadamente eliminados pelo fígado.

O desenvolvimento de um inibidor de F VIII ou F IX é uma complicação grave. Estes anticorpos patológicos circulantes da classe IgG, que neutralizam especificamente a atividade pró-coagulante do F VIII ou do F IX, surgem como aloanticorpos em alguns doentes com hemofilia. Os inibidores desenvolvem-se em pelo menos 10 a 15% dos doentes com hemofilia A grave e menos frequentemente em doentes com hemofilia B. O desenvolvimento está relacionado com a exposição a produtos de fator e com a predisposição genética. O nível de inibidores é quantificado pelo ensaio de inibidores Bethesda e é registado em unidades Bethesda (BU). O título de inibidor e a capacidade de resposta a uma nova infusão de fator (tipo de resposta) determinam qual a terapêutica de substituição de fator que deve ser utilizada. Os pacientes com inibidores são classificados de acordo com o nível de título - baixo (< 10 BU/mL) ou alto (> 10 BU/mL) - e também pelo tipo de respondedor. Os doentes com baixo nível de resposta mantêm normalmente títulos baixos com a exposição repetida ao concentrado de fator, enquanto os doentes com alto nível de resposta apresentam uma elevação rápida do título devido à resposta amnéstica e são os mais difíceis de gerir. Os doentes com títulos baixos de inibidores de são normalmente respondedores baixos, e os que têm títulos elevados são frequentemente respondedores elevados. Setenta e cinco por cento dos doentes com hemofilia A com inibidores têm uma resposta elevada, enquanto apenas 25% têm uma resposta baixa. No caso de hemorragias, os doentes com hemofilia A com inibidores de baixa resposta são tratados com concentrados de F VIII em doses suficientes para elevar os níveis plasmáticos de F VIII para o intervalo terapêutico. As hemorragias críticas em doentes com inibidores de resposta elevada podem ser tratadas com grandes quantidades de F VIII porcino; no entanto, as hemorragias de rotina são frequentemente tratadas inicialmente com PCCs, que provocam anamnese em alguns doentes.82 Os PCCs podem contornar o inibidor de F VIII e são eficazes em cerca de 50% das vezes.86 Os PCCs activados apresentam uma eficácia ligeiramente superior (65-75%). A utilização de produtos de F VIII porcino altamente purificados pode ser vantajosa em doentes com menos de 50 UI, uma vez que os inibidores de F VIII humano reagem menos frequentemente com os produtos porcinos. No entanto, devido ao risco de falha hemostática, a cirurgia deve ser efectuada sob cobertura de F VIII. O tratamento do doente com inibidores de F IX de baixo nível (< 10 UI) requer doses mais elevadas de concentrados de complexos de F IX para alcançar a hemostase. Desenvolvido no início dos anos 90, o F VIIa recombinante é um novo produto que proporciona uma opção de tratamento alternativa para os doentes com hemofilia A ou B com inibidores, através do reforço da via extrínseca. Está provado que controla eficazmente a hemorragia em doentes com inibidores de título elevado. Os concentrados de complexo protrombínico (PCC), que contêm protrombina e factores VII (fVII), IX e X, foram inicialmente desenvolvidos para o tratamento da hemofilia B (deficiência de fator IX). Sabia-se que estes concentrados continham pequenas quantidades de factores activados, particularmente os factores VIIa, IXa e Xa. A sua presença levou à utilização de PCCs em doentes hemofílicos com inibidores dos factores VIII ou IX, com a ideia de que os factores activados poderiam fornecer uma forma de "contornar" a necessidade de factores VIII ou IX e representar uma nova abordagem ao tratamento dos inibidores. [14] Vários métodos demonstraram a remoção temporária de inibidores de alto título tanto na hemofilia A como na B. A transfusão de troca ou a plasmaférese produzem uma rápida redução transitória no nível de anticorpos, com uma taxa de 40 mL de plasma por quilograma, diminuindo os níveis para metade. A remoção de anticorpos por adsorção extracorporal do plasma à proteína ASepharose ou a uma F IX-Sepharose específica em colunas também se revelou promissora nas hemofilias A e B.

Doença de Von Willebrand

O tratamento da DvW depende do tipo de DvW e da gravidade da hemorragia. O tipo I é tratado preferencialmente com DDAVP, conforme descrito acima. Os concentrados de F VIII de pureza intermédia, o FFP e o crioprecipitado são mantidos em reserva para os doentes que não respondem ao DDAVP. Os tipos II e III requerem concentrados de F VIII de pureza intermédia, como Humate-P ou Koate-HS, ou, raramente, crioprecipitado ou FFP. Os episódios hemorrágicos em doentes com DvW do tipo plaquetário são normalmente controlados com infusões de concentrado de plaquetas. É utilizada outra terapêutica para hemorragias específicas do local, como estrogénios ou agentes contraceptivos orais para a menorragia e agentes hemostáticos locais e antifibrinolíticos para procedimentos dentários. Ocasionalmente, observam-se inibidores plasmáticos circulantes do FvW em doentes multitransfundidos com doença grave. A infusão de crioprecipitado pode causar a neutralização transitória deste inibidor.

Coagulopatias relacionadas com a doença

O tratamento das coagulopatias relacionadas com a doença varia consoante a anomalia hemostática.

DOENÇA DO FÍGADO

A doença hepática que resulta em hemorragia devido à deficiência dos factores de coagulação dependentes da vitamina K (Fs II, VII, IX e X) pode ser revertida com injecções de vitamina K durante 3 dias, por via intravenosa ou subcutânea. No entanto, a infusão de FFP pode ser utilizada quando é necessário um controlo mais imediato da hemorragia, como por exemplo antes de extracções dentárias. Os doentes cirróticos com trombocitopenia moderada e defeitos funcionais das plaquetas podem beneficiar da terapêutica com DDAVP. Os fármacos antifibrinolíticos, se utilizados com precaução, reduziram significativamente a hemorragia e, por conseguinte, a necessidade de substituição de sangue e de produtos sanguíneos. Certos sedativos (diazepam, barbitúricos) e anestésicos gerais (halotano) prejudicam a desintoxicação na doença hepática e devem ser utilizados com precaução. O metabolismo cerebral pode ser alterado e a sensibilidade aos medicamentos pode aumentar. A encefalopatia pode ser desencadeada por sedativos e opióides. [15]

DOENÇA RENAL

Nos doentes urémicos, a diálise continua a ser a principal modalidade preventiva e terapêutica utilizada para o controlo da hemorragia, embora nem sempre seja imediatamente eficaz. A hemodiálise e a diálise peritoneal parecem ser igualmente eficazes na melhoria das anomalias da função plaquetária e da hemorragia clínica no doente urémico. A disponibilidade de crioprecipitado e DDAVP oferece uma terapêutica alternativa eficaz para os doentes que necessitam de tempos de hemorragia reduzidos de forma aguda na preparação para uma cirurgia urgente. As preparações de estrogénios conjugados e a eritropoietina recombinante também demonstraram ser benéficas para os doentes urémicos com hemorragias anormais crónicas.

COAGULAÇÃO INTRAVASCULAR DISSEMINADA

Embora seja algo controverso, a DIC ativa é normalmente tratada inicialmente com heparina não fraccionada intravenosa ou heparina de baixo peso molecular subcutânea, para evitar que a trombina actue sobre o fibrinogénio, impedindo assim a formação de mais coágulos. É importante identificar e instituir rapidamente a terapia para a doença ou condição desencadeante subjacente, se a sobrevivência a longo prazo for uma possibilidade. O dentista pode ser chamado a fornecer uma amostra de biópsia gengival ou da mucosa oral para exame histopatológico, a fim de confirmar o diagnóstico de CIVD pela presença de microtrombos no leito vascular. A reposição de factores de coagulação deficientes com FFP e a correção da deficiência de plaquetas com transfusões de plaquetas podem ser necessárias para a melhoria ou profilaxia da tendência hemorrágica da CID antes de procedimentos cirúrgicos de emergência. A cirurgia electiva é adiada devido à volatilidade do mecanismo de coagulação nestes doentes.

Pacientes que tomam anticoagulantes

Ainda não existe um protocolo definitivo e normalizado para a gestão de extracções dentárias em doentes anticoagulados. Alguns doentes têm tendência para sangrar excessivamente após um traumatismo. A cirurgia é o principal risco em termos de cuidados de saúde oral para o doente com tendência para a hemorragia, mas as injecções de anestésicos locais de bloqueio regional também podem constituir um risco, uma vez que a hemorragia nos espaços fasciais do pescoço pode ameaçar a permeabilidade das vias respiratórias. A maioria das tendências hemorrágicas resulta da utilização de anticoagulantes, normalmente prescritos para tratar uma série de doenças cardíacas ou vasculares, incluindo fibrilhação auricular, doença cardíaca isquémica, doença valvular cardíaca, válvulas cardíacas protésicas, pós-infarto do miocárdio, trombose venosa profunda, embolia pulmonar, acidente vascular cerebral e muitas outras. [22] A literatura recentemente publicada sugere consistentemente que não há necessidade de alterar a TOS em curso e que a aplicação de medidas hemostáticas locais é suficiente para prevenir complicações hemorrágicas. [16] As cumarinas ou antagonistas da vitamina K têm sido a base da terapia anticoagulante oral por mais de 50 anos. Alguns doentes têm tendência para sangrar excessivamente após um traumatismo. A cirurgia é o principal risco em termos de cuidados de saúde oral para o doente com tendência para a hemorragia, mas as injecções de anestésicos locais de bloqueio regional também podem constituir um risco porque a hemorragia nos espaços fasciais do pescoço pode ameaçar a permeabilidade das vias respiratórias. A maioria das tendências hemorrágicas é causada pelo uso de anticoagulantes. [28] O sangramento é a principal complicação desses medicamentos. A varfarina é o cumarínico mais comum que está em uso clínico. A sua meia-vida plasmática é de cerca de 37 horas e a duração do seu efeito é de 2 a 5 dias. O seu metabolismo ocorre principalmente no fígado, envolvendo o citocromo P450, em particular a isoenzima CYP2C9. O efeito da varfarina é reversível com vitamina K. [17] É importante lembrar que a varfarina foi prescrita por uma razão. A hemorragia tardia é um incómodo; no máximo, é muito angustiante para o doente. No entanto, um evento trombo-embólico, que é uma consequência possível da interferência com a varfarina de um doente, pode muitas vezes ser fatal. [19] A gestão do doente dentário em terapêutica anticoagulante envolve a consideração do grau de anticoagulação alcançado, medido pelo PT/INR, o procedimento dentário planeado e o nível de risco tromboembólico para o doente. Em geral, INRs mais altos resultam em maior risco de sangramento em procedimentos cirúrgicos. Em geral, considera-se que o tratamento dentário não cirúrgico pode ser realizado com sucesso sem alteração do regime anticoagulante, desde que o TP/INR não esteja grosseiramente acima do intervalo terapêutico e o trauma seja minimizado. Existe uma grande controvérsia sobre a gestão de pacientes anticoagulados para procedimentos cirúrgicos orais. A preparação do paciente anticoagulado para procedimentos cirúrgicos depende da extensão do sangramento esperado. Nenhum tratamento cirúrgico é recomendado para aqueles com um INR > 3,5 a 4,0 sem modificação da dose de cumarina. Com um INR < 3,5 a 4,0, os procedimentos cirúrgicos menores com hemorragia mínima prevista requerem medidas locais, mas sem modificação da dose de cumarina. Com um INR < 3,5 a 4,0, quando se prevê uma hemorragia moderada (extracções múltiplas ou remoção de dentes do siso), devem ser utilizadas medidas locais e deve ser considerada a redução do INR. Quando se prevê uma hemorragia significativa, como nas extracções de boca inteira ou de arcada completa, as medidas locais são combinadas com a redução da anticoagulação para um INR < 2,0 a 3,0. Uma cirurgia extensa de retalho ou extracções ósseas múltiplas podem exigir um INR < 1,5. Para procedimentos cirúrgicos, é aconselhável consultar um médico para determinar o nível mais recente de PT/INR do paciente e a melhor abordagem de tratamento com base nos riscos tromboembólicos e hemorrágicos relativos do paciente. Quando a probabilidade de complicações trombóticas e embólicas súbitas é pequena e o risco hemorrágico é elevado, a terapêutica com cumarina pode ser descontinuada brevemente na altura da cirurgia, com reinstituição imediata no pós-operatório. A longa semi-vida da cumarina, de 42 horas, exige a redução da dose ou a sua suspensão 2 dias antes da cirurgia, de modo a que o PT/INR do doente regresse a um nível aceitável para a cirurgia. Para os doentes com riscos tromboembólicos e hemorrágicos moderados, a terapêutica com cumarina pode ser mantida no intervalo terapêutico com a utilização de medidas locais para controlar a exsudação pós-cirúrgica.

Os doentes cardíacos de alto risco submetidos a procedimentos cirúrgicos de alto risco hemorrágico podem ser geridos de forma mais segura com um método combinado de heparina-cumarina, que permite a hemostase máxima com um tempo mínimo sem anticoagulação (14-18 horas para uma cirurgia de 2 horas, em oposição a 3-4 dias com o método de interrupção da cumarina). Esta técnica, que requer hospitalização com custos adicionais, substitui a cumarina por heparina parentérica, que tem uma semi-vida de 4 horas. A cumarina é suspensa 24 horas antes da admissão. A heparina, instituída na admissão, é interrompida 6 a 8 horas antes da cirurgia. A cirurgia é realizada quando o PT/INR e o aPTT estão dentro da faixa normal. A cumarina é reinstituída na noite do procedimento e pode necessitar de 2 a 4 dias para reduzir efetivamente os níveis de procoagulantes do doente para um intervalo terapêutico. A heparina é reinstituída 6 a 8 horas após a cirurgia, quando um coágulo adequado se formou. A reinstituição da heparina por injeção em bólus (tipicamente um bólus de 5.000 U) acarreta um maior risco de hemorragia pós-operatória do que a reinfusão gradual (tipicamente 1.000 U/h). Recomenda-se a utilização de agentes hemostáticos locais adicionais, como colagénio microfibrilar, celulose oxidada ou trombina tópica, em doentes anticoagulados. O selante de fibrina tem sido utilizado com sucesso como adjuvante no controlo da hemorragia de procedimentos cirúrgicos orais em doentes terapeuticamente anticoagulados com INRs de 1,0 a 5,0, com complicações hemorrágicas mínimas. Na Europa, a solução de ácido tranexâmico a 4,8%, utilizada como colutório antifibrinolítico, revelou-se eficaz no controlo da hemorragia da cirurgia oral em doentes com INRs entre 2,1 e 4,8. O uso de antifibrinolíticos pode ter valor no controlo da hemorragia oral da ferida, aliviando assim a necessidade de reduzir a dose de anticoagulante oral. Deve ser evitada a utilização de medicamentos que interajam com a cumarina, alterando a sua eficácia anticoagulante, como referido anteriormente. O anticoagulante de ação mais curta, a heparina, é administrado por via intravenosa ou subcutânea. O uso ambulatorial mais comum de heparina subcutânea é para o tratamento de tromboflebite venosa profunda durante a gravidez, com o objetivo de regular o PTT entre 1,25 e 1,5 vezes o controle. Em geral, os procedimentos cirúrgicos orais podem ser realizados sem grande risco de hemorragia quando são utilizados hemostáticos locais numa doente que recebe heparina por via subcutânea; no entanto, após consulta, o médico da doente pode recomendar a suspensão da injeção programada imediatamente antes da operação. A heparina intravenosa contínua, com maior potencial hemorrágico do que a heparina administrada por via subcutânea, é descontinuada 6 a 8 horas antes da cirurgia para permitir uma hemostase cirúrgica adequada. Se surgir uma emergência hemorrágica, a ação da heparina pode ser revertida com sulfato de protamina. Os resultados estão de acordo com a literatura atual, e apoiam o princípio de que os procedimentos cirúrgicos orais menores podem ser realizados com segurança e sem complicações em pacientes com um INR na faixa de 2-4. [24] Aos doentes submetidos a cirurgia dentária podem ser prescritos antibióticos para prevenir a endocardite. Os antibióticos habitualmente prescritos incluem a amoxicilina, a ampicilina, a clindamicina e a azitromicina. É pouco provável que uma dose única de um antibiótico tenha um efeito significativo sobre o INR. Os indivíduos a quem é prescrita mais do que uma dose única de antibióticos devem medir o INR dois a três dias após o início do tratamento. Recomendações: Para os doentes com anticoagulação estável com varfarina (INR 2-4) e aos quais é prescrita uma dose única de antibióticos como profilaxia contra a endocardite, não há necessidade de alterar os seus anticoagulantes (grau C, nível IV). [20] Recomendações do British Committee for Standards in Haematology: Aos doentes que tomam varfarina não devem ser prescritos AINEs não selectivos como analgésicos após cirurgia dentária. Estes medicamentos inibem a agregação plaquetária e podem causar hemorragia gastrointestinal e ulceração e/ou perfuração péptica. [21]

Existe controvérsia na literatura sobre a necessidade de descontinuar a terapia anticoagulante antes da cirurgia oral em pacientes com risco de tromboembolismo. [(23]

GESTÃO DE DOENTES SOB O EFEITO DE AGENTES ANTIPLAQUETÁRIOS

Antes de efetuar qualquer tratamento dentário ou operação cirúrgica em pacientes sob tratamento com AFA, pode parecer lógico interromper o tratamento com AFA para evitar o risco de hemorragia per ou pós-operatória. Esta abordagem terapêutica insinua a presença do risco tromboembólico durante um período de 8-10 dias. Este risco tromboembólico relacionado com a interrupção do tratamento com APA está muito mal avaliado.

Estudos pós-operatórios demonstraram que a interrupção do tratamento com APA, mesmo que por um curto período de tempo, é a causa do aumento de lesões aterotrombóticas (síndromes coronárias agudas, doença vascular cerebral, claudicação)

Em odontostomatologia, o benefício da interrupção do tratamento com APA parece ser acessório quando comparado com a gravidade de uma recidiva tromboembólica.

- A interrupção do tratamento APA antes do tratamento dentário não se justifica (concordância profissional)
- A interrupção do tratamento com aspirina em doses baixas (doses entre 75 e 325mg.j^{-1}) antes de uma cirurgia oral, periodontal ou de implantes não se justifica (Diretriz de grau B).
- A interrupção do tratamento com clopidogrel antes de uma cirurgia oral, periodontal ou de implantes não se justifica (concordância profissional).

Continuação do tratamento APA

A continuação do tratamento com APA, durante o tratamento dentário ou cirurgia oral, periodontal ou de implantes, permite a prevenção continuada do risco tromboembólico associado a uma doença cardiovascular. Por outro lado, esta abordagem expõe o paciente, teoricamente, a um maior risco de hemorragia peri-operatória.

Apesar da ausência de estudos clínicos relevantes, o risco hemorrágico no âmbito da APA é considerado baixo e de prognóstico favorável.

- Os doentes em tratamento com APA, e que tenham de ser submetidos a tratamento dentário ou cirurgia oral, periodontal ou de implantes, têm potencialmente um maior risco de hemorragia peri-operatória, mas que pode ser controlada se forem tomadas medidas corretas de hemostase local. Assim, recomenda-se a continuação do tratamento com APA (Diretriz de grau C).

Aplicação prática: gestão de pacientes sob tratamento APA quando recebem tratamento dentário ou cirurgia oral, periodontal ou de implantes

- A avaliação pré-operatória do doente tem de ser global. O seu objetivo é:
    - procurar e identificar, para além da continuação do tratamento APA, outros factores susceptíveis de aumentar a hemorragia;
    - avaliar o risco médico;
    - apreciar o grau de soberania e de cooperação do paciente (concordância profissional).
- Até à data, nenhum teste biológico se revelou suficientemente eficaz para prever o risco real de hemorragia relacionado com o tratamento APA. Não faz sentido descrever o tempo de hemorragia (TS) antes da operação ou do tratamento dentário. Por conseguinte, a avaliação do risco de hemorragia depende essencialmente do interrogatório médico e do exame clínico (Diretriz de grau A).
- A decisão de gerir estes doentes numa clínica dentária ou num ambiente hospitalar deve ser tomada em função da análise individual dos riscos cardiovasculares e hemorrágicos pré-operatórios, específicos de cada doente. Não se justifica uma gestão ambulatória sistemática destes doentes (concordância profissional).

- A continuação de um tratamento APA não contra-indica a utilização de anestesia local (AL). A anestesia loco-regional (AL) do nervo alveolar inferior não é recomendada. Só é recomendada a utilização de uma ARL em caso de impossibilidade ou falha na realização de uma AL. Recomenda-se a utilização de uma agulha com um diâmetro externo máximo de 27Gauge ou 0,4 mm. Recomenda-se uma injeção lenta, a fim de limitar a lesão dos tecidos (concordância profissional).
- A continuação de um tratamento APA não contra-indica a realização de anestesia geral (AG). A intubação naso-traqueal não é recomendada devido a um maior risco de hemorragia nasal (concordância profissional).
- A continuação de um tratamento APA não contra-indica os tratamentos dentários conservadores (dentisteria de restauração, endodontia e prótese). Estes tratamentos não requerem quaisquer precauções especiais (concordância profissional).
- A continuação de um tratamento APA não contra-indica qualquer tratamento periodontal não cirúrgico. Em caso de hemorragia pós-operatória persistente, recomenda-se uma compressão local durante cerca de 10 minutos (concordância profissional).
- A continuação do tratamento com aspirina não contra-indica a cirurgia oral, periodontal ou de implantes (Diretriz de grau B).
- A continuação do tratamento com clopidogrel não contra-indica a cirurgia oral, periodontal ou de implantes (concordância profissional).
- Tanto uma técnica cirúrgica rigorosa, como uma hemostase local correta, constituem atitudes essenciais de prevenção hemorrágica perioperatória, para os doentes em tratamento de APA. A sutura da ferida, juntamente com a compressão local, é fundamental. Recomenda-se também a utilização de agentes hemostáticos locais reabsorvíveis (concordância profissional).

- Recomenda-se que seja entregue ao doente uma cópia escrita das instruções pós-operatórias a seguir, em caso de hemorragia (concordância profissional).
- Aconselha-se uma consulta de controlo no prazo de 24-48 horas, ou um simples telefonema, para verificar a aplicação correta e a compreensão das recomendações pós-operatórias (concordância profissional).
- As complicações hemorrágicas em caso de continuação do tratamento com APA são raras e, na maioria das vezes, têm um bom prognóstico. O tratamento curativo de uma complicação hemorrágica reside sobretudo na revisão cirúrgica da hemostase local, juntamente com supervisão clínica. Em caso de insucesso, ou de afetação do estado geral do doente (dificuldade respiratória, astenia, hipotensão...), recomenda-se uma transferência hospitalar (Diretriz de grau C).

Casos particulares de ingestão de doses elevadas de aspirina

A ingestão diária de uma dose total de aspirina superior a 500 mg está indicada por motivos antálgicos e/ou antipiréticos e/ou anti-inflamatórios. O objetivo terapêutico não é a prevenção de complicações tromboembólicas. Por conseguinte, a interrupção da toma de aspirina pode ser encarada sem qualquer perigo, tanto mais que existem várias alternativas terapêuticas à aspirina no que diz respeito aos seus efeitos antálgicos e/ou antipiréticos e/ou anti-inflamatórios.

- O tratamento dentário conservador, bem como o tratamento periodontal não cirúrgico, não está contraindicado em caso de ingestão de aspirina em doses elevadas (Diretriz de grau C).
- No caso de cirurgia oral, periodontal ou de implantes, é aconselhável interromper o tratamento com aspirina e adiar a operação por 5 dias, caso a ação hemostática seja tida em conta, ou adiar a cirurgia por 10 dias para garantir que o efeito da aspirina desapareceu completamente

- Em caso de urgência, quando é necessária uma intervenção cirúrgica, esta pode ser efectuada sem a interrupção da toma de aspirina em doses elevadas. Para evitar complicações pós-operatórias, recomendam-se os mesmos procedimentos já mencionados anteriormente para pacientes em APA. [22]

MEDIDAS PREVENTIVAS EM DOENTES COM PERTURBAÇÕES HEMORRÁGICAS:

As principais medidas preventivas em pacientes com distúrbios hemorrágicos incluem o seguinte:

- Evitar procedimentos com retalhos sempre que possível.
- Considerar técnicas para minimizar o trauma na área, como limitar o número de dentes removidos ou a secção de dentes difíceis.
- Eliminar totalmente o tecido de granulação associado nas cavidades dentárias ou nos tecidos circundantes.
- Considerar o encerramento primário nos casos em que os retalhos tenham sido elevados.
- Utilizar suturas não reabsorvíveis para controlar a tensão no retalho e eliminar a possibilidade de rutura prematura do material de sutura.
- Utilizar materiais hemostáticos, penso dentário de quitosano, no local da cirurgia, topicamente, para reduzir a hemorragia.
- Utilizar lasers ou electrocautério para reduzir a hemorragia no momento da intervenção cirúrgica.
- Utilizar selantes de fibrina, como o Tinsel, para estabilizar o coágulo de fibrina.
- Lavagens tópicas, como o ácido tranexâmico, para inibir a fibrinólise.
- A utilização de vários pensos de pressão nos locais apropriados da cavidade oral pode ser muito benéfica para o controlo da hemorragia, mesmo no doente comprometido.

- Tratar o doente no início do dia, permitindo a sua observação ao longo do dia para detetar eventuais problemas hemorrágicos.
- O risco de hemorragia significativa em doentes medicados com coagulantes orais e com um INR estável no intervalo terapêutico normal de 2 a 4 é extremamente pequeno e o risco de aumento da trombose em doentes a quem são retirados os anticoagulantes ultrapassa o risco de hemorragia do procedimento intra-oral. Os anticoagulantes orais não devem ser retirados à maioria dos doentes que são submetidos a procedimentos cirúrgicos orais em ambulatório.
- Os doentes submetidos a procedimentos cirúrgicos orais e que devem ser cobertos com uma dose única de antibióticos para profilaxia da endocardite não necessitam de alterar o seu regime anticoagulante.

Hemorragia após extração de terceiros molares:

A remoção dos terceiros molares é o procedimento cirúrgico mais comum efectuado pelos cirurgiões orais e maxilofaciais. A hemorragia intra-operatória ou pós-operatória grave é uma das poucas complicações potencialmente fatais para as quais um dentista pode ter de iniciar o tratamento. Uma revisão da literatura revelou um relato de caso em que é apresentada uma hemorragia com risco de vida que ocorre imediatamente após a extração de terceiros molares e que resulta no comprometimento das vias aéreas. O comprometimento das vias aéreas raramente resulta de um hematoma pós-extração. As causas da hemorragia pós-extração podem ser classificadas como locais ou sistémicas. As causas sistémicas podem incluir medicamentos que afectam direta ou indiretamente a coagulação, distúrbios da coagulação, doença hepática (uma das causas mais comuns de coagulopatias) e hipertensão. A maior parte das coagulopatias congénitas são diagnosticadas cedo na vida, e muitos destes doentes apresentam-se no consultório dentário para tratamento com conhecimento prévio da sua condição. Os doentes que não têm uma causa sistémica diagnosticada ou que não foram submetidos a uma cirurgia prévia (que poderia revelar uma anomalia hemorrágica) correm o risco de complicações imprevisíveis. Nestes casos, a prevenção pode não ser possível. Para os pacientes que foram submetidos a extracções dentárias anteriores sem complicações, a ocorrência de hematoma pós-operatório pode sugerir uma causa anatómica puramente local. Fatores locais decorrentes de lesões de tecidos moles e vasos representam a causa mais comum de hemorragia pós-operatória8. A hemorragia dos molares inferiores é mais comum do que a hemorragia dos molares superiores (80% e 20%, respetivamente)4 , pois o assoalho da boca é altamente vascularizado. Além disso, o aspeto distolingual da região dos terceiros molares inferiores é o local mais vascularizado, o que deve ser levado em consideração quando todos os terceiros molares forem removidos. Esta área pode englobar uma artéria acessória que emana do aspeto lingual da mandíbula, e a hemorragia pode ser profusa se este vaso for cortado. Um pequeno grupo de pacientes pode sangrar após extracções dentárias, apesar de terem um perfil hematológico normal. Foi sugerido que a fibrinólise oral, devido às enzimas salivares, pode ser responsável pela lise do coágulo nestes casos. A utilização de factores estabilizadores da fibrina, como o ácido epsilonaminocapróico e o ácido tranexâmico, é útil nestes casos. [25]

A utilização do penso fibrinoso-colagenoso tachocomb antes ou depois de extracções dentárias no consultório dentário também foi relatada; através da aplicação do penso fibrinoso-gelatinoso tachocomb, obteve-se uma hemostase eficaz sem interromper a terapia antitrombótica antes ou depois das extracções dentárias em 97,4% dos pacientes submetidos a um tratamento prolongado com anticoagulantes orais. [26]

CONCLUSÃO

Os dentistas estão a enfrentar um número cada vez maior de doenças - hereditárias, adquiridas e relacionadas com medicamentos - associadas a uma função hemostática anormal. Estas condições aumentam a possibilidade de perda excessiva de sangue, má cicatrização de feridas e infeção. O dentista deve manter uma comunicação clara e aberta com o doente e o seu médico ou hematologista. Isto assegurará que o dentista obtém informações completas sobre a gravidade e o controlo da condição do doente e conselhos sobre a gestão do doente antes e depois da cirurgia. Os médicos dentistas devem estar conscientes do impacto dos distúrbios hemorrágicos no tratamento dos doentes dentários.

A avaliação clínica do doente, com uma anamnese e um exame físico coordenados, permite saber se a anomalia hemorrágica reside nas paredes dos vasos ou nas plaquetas ou se está no processo de coagulação. Durante o exame físico, deve observar-se qualquer hepatomegalia, baço-megalia e adenopatia. Os problemas hematológicos têm impacto em todos os aspectos da medicina dentária. A recolha de um historial completo e uma ligação estreita com os colegas médicos ajudará a reduzir os problemas que podem ocorrer no doente com doenças do sangue. Os doentes com defeitos de coagulação representam um desafio tanto para a dentisteria cirúrgica como para a dentisteria de restauração. Embora o tratamento de todos os doentes deva ser discutido com o hematologista ou médico supervisor, quando se pretende efetuar procedimentos cirúrgicos, muitos casos podem ser tratados adequadamente utilizando medidas locais e competências habitualmente utilizadas pelos dentistas.

A possibilidade de hemorragia pós-operatória existe sempre que se realiza um procedimento cirúrgico. Esta situação é ainda mais complicada quando o doente está a ser tratado com terapêutica anticoagulante oral contínua para diminuir o risco de tromboembolismo ou tem um problema hereditário com um distúrbio hemorrágico específico. São seguidos regimes de tratamento específicos para minimizar o risco de hemorragia pós-operatória. Atualmente, é bastante claro que a alteração da terapêutica anticoagulante já não é necessária para diminuir a incidência de hemorragia pós-operatória após cirurgia oral e maxilofacial. A utilização de técnicas conservadoras comuns em conjunto com materiais hemostáticos permite o tratamento continuado de doentes que anteriormente se pensava estarem em risco de problemas hemorrágicos. Foi demonstrado que os doentes submetidos a procedimentos de cirurgia oral não têm um risco de hemorragia superior ao dos doentes com números de coagulação normais. A colaboração estreita com o doente e o seu médico principal pode eliminar a necessidade de interferir com os medicamentos em curso para a terapêutica anticoagulante. Uma cirurgia segura e eficaz e uma gestão adequada do doente podem proporcionar um ambiente previsível para a cura.

REVISÃO DA LITERATURA:

1. MICHAEL J. WAHL, D.D.S. (2000) O autor fez uma revisão da literatura, centrando-se na cirurgia dentária em pacientes que recebem terapia anticoagulante contínua e em pacientes cuja terapia anticoagulante foi retirada antes de serem submetidos a procedimentos dentários. Com base numa revisão da literatura, o autor concluiu que não há necessidade de retirar a terapia anticoagulante contínua para procedimentos dentários não cirúrgicos ou cirúrgicos se o nível de anticoagulação do paciente estiver dentro do intervalo terapêutico atualmente recomendado. *J Am Dent Assoc 2000;131;77-81.*

2. DR PETER JONES (2000) Este artigo está a ser escrito numa enfermaria com o nome da mais famosa das portadoras de hemofilia, a Rainha Vitória. A história do efeito do gene da hemofilia nas famílias reais da Europa que descendem de Vitória. *British Journal of Haematology 111: 719-725.*

3.HASSAN G. MOGHADAM, MARCO F. CAMINITI (2002) O autor afirma que Poucos procedimentos dentários têm complicações fatais, mas a hemorragia pós-operatória grave pode resultar em morte evitável. Este relatório descreve um caso de hemorragia pós-extração que levou ao comprometimento das vias aéreas, necessitando de uma gestão de emergência das vias aéreas. Esta complicação é rara, e uma revisão da literatura revelou poucos relatos de casos e protocolos de tratamento. Este artigo revê as causas e os factores de risco relacionados com a hemorragia pós-operatória grave e apresenta um algoritmo de tratamento tanto no consultório dentário como no hospital. *J Can Dent Assoc 2002; 68(11):670-4.*

4.CRISPIAN SCULLY, ANDY WOLFF (2002) O objetivo do autor é rever as evidências, destacar as áreas de maior preocupação e sugerir regimes de gestão para pacientes que tomam os 3 principais tipos de anticoagulantes: cumarinas, heparinas e aspirina. A gestão dos procedimentos de cirurgia oral em doentes tratados com anticoagulantes deve ser influenciada por vários factores:

extensão e urgência da cirurgia, valores laboratoriais, recomendação do médico assistente , instalações disponíveis, experiência do dentista e estado oral, médico e geral do doente. *Oral Surg Oral Med Oral Pathol Oral Radiol Endod 2002;94:57-6.*

5.I. L. EVANS, M. S. SAYERS, A. J. GIBBONS,G. PRICE, H. SNOOKS, A. W. SUGAR (2002) O autor e o seu colega de profissão organizaram um ensaio aleatório controlado para investigar se os doentes que tomavam varfarina e tinham um rácio normalizado internacional (INR) dentro do intervalo terapêutico normal necessitavam de interromper os seus medicamentos anticoagulantes antes das extracções dentárias. Dos 109 pacientes que completaram o ensaio, 52 foram atribuídos ao grupo de controlo (interrupção da varfarina 2 dias antes da extração) e 57 pacientes foram atribuídos ao grupo de intervenção (continuação da varfarina). A incidência de complicações hemorrágicas no grupo de intervenção

O número de episódios de hemorragia foi mais elevado (15/57, 26%) do que no grupo de controlo (7/52, 14%), mas esta diferença não foi significativa. Dois doentes do estudo necessitaram de revisão hospitalar por hemorragia e todos os outros episódios de hemorragia foram controlados pelos doentes em casa. Continuar a tomar varfarina quando o INR é _4.1 pode levar a um aumento de hemorragias pós-extração menores após extracções dentárias, mas não encontrámos evidência de um aumento de hemorragias clinicamente importantes. Uma vez que existem riscos associados à interrupção da varfarina, a prática de a descontinuar por rotina antes das extracções dentárias deve ser reconsiderada. *British Journal of Oral and Maxillofacial Surgery (2002) 40, 248-252.*

6. GREENWOOD M, MEECHAM JG (2003) segundo o autor Alguns sedativos (diazepam, barbitúricos) e anestésicos gerais (halotano) prejudicam a desintoxicação na doença hepática e devem ser utilizados com precaução. O metabolismo cerebral pode ser alterado e a sensibilidade aos medicamentos pode aumentar. A encefalopatia pode ser desencadeada por sedativos e opiáceos. Deve ter-se cuidado ao prescrever medicamentos metabolizados no fígado, tais como metildopa, isoniazida, nitrofurantoína, acetaminofeno, agentes anti-inflamatórios não esteróides, fenitoína, fenobarbital, ácido valpróico e algumas sulfonamidas. *Medicina geral e cirurgia para dentistas. Parte 5: doenças do fígado. Br Dent J 2003;195: 71-3.*

7. PD CANNON, VT DHARMAR (2003) O autor afirma que Os doentes sob anticoagulaçåo terapêutica correm o risco de hemorragia em locais de cirurgia oral menor. Quando o regime anticoagulante é modificado para evitar o risco de hemorragia, isto ao mesmo tempo predispõe o paciente a riscos da condição médica para a qual está a ser tratado no estudo que realizaram, um total de 70 pacientes que estavam em tratamento com varfarina e que necessitavam de procedimentos cirúrgicos orais menores foram tratados no Departamento de Cirurgia Oral. Um grupo de controlo de 35 doentes suspendeu a varfarina antes do procedimento cirúrgico oral menor. Os outros 35 constituíram o grupo de estudo. Os doentes com um rácio normalizado internacional fora do intervalo terapêutico de 2-4, ou com história de doença hepática ou a tomar medicamentos que afectam a função hepática foram excluídos do estudo. Foram registadas todas as incidências de hemorragia pós-operatória. Os dados sugerem que os doentes podem ser submetidos com segurança a procedimentos cirúrgicos orais menores de rotina sem alterações do seu regime de anticoagulação terapêutica. *Australian Dental Journal 2003;*48*:(2):115-118.*

8. J. G. MEECHAN E M. GREENWOOD (2003) Segundo o autor As perturbações do sangue podem afetar o tratamento dos pacientes dentários. Podem ser produzidos sinais orais específicos. Além disso, a cicatrização pode ser afetada e a escolha da anestesia para os procedimentos operatórios será influenciada. Do mesmo modo, os doentes que têm problemas com a hemostase são uma preocupação. Os procedimentos cirúrgicos são problemas óbvios, concluindo-se que os problemas hematológicos têm impacto em todos os aspectos da medicina dentária. A recolha de um historial completo e uma ligação estreita com os colegas médicos ajudará a reduzir os problemas que podem ocorrer nos doentes com distúrbios sanguíneos. Os doentes com defeitos de coagulação representam um desafio tanto para a dentisteria cirúrgica como para a dentisteria de restauração. Embora todos os doentes devam ter o seu tratamento discutido com o hematologista ou médico supervisor quando se pretende efetuar procedimentos cirúrgicos, muitos casos podem ser tratados adequadamente em , utilizando medidas locais e competências habitualmente utilizadas pelos dentistas. *British dental journal volume 195 no. 6 September 27 2003.*

9. P. B. LOCKHART, J. GIBSON, S. H. POND E J. LEITCH (2003), segundo os autores, os pacientes dentários apresentam frequentemente uma história clínica que sugere a possibilidade de uma coagulopatia causada por medicamentos, com um risco correspondente de hemorragia prolongada durante e após um procedimento invasivo. A identificação de pacientes que possam ser propensos a hemorragia oral requer informação específica da história clínica e a utilização adequada de testes laboratoriais. Há relatos de que alguns AINEs causam sangramento oral prolongado, mas faltam evidências científicas. Do mesmo modo, o risco de hemorragia oral provocado por anticoagulantes como a varfarina é frequentemente exagerado e o ajustamento desnecessário da dosagem de AINE ou de varfarina coloca os doentes em risco de morbilidade e mortalidade significativas. Alguns testes laboratoriais comummente utilizados, como o tempo de protrombina, fornecem informações úteis quando utilizados no contexto adequado, mas outros, como o teste do tempo de hemorragia, fornecem pouco ou nenhum valor preditivo na determinação de doentes em risco de hemorragia oral. O tratamento dentário de doentes com potenciais coagulopatias causadas por medicamentos requer uma compreensão dos princípios básicos da coagulação. A grande maioria destes doentes pode ser tratada no contexto da comunidade sem risco e sem alteração dos regimes de medicamentos anticoagulantes. *British dental journal volume 195 no. 9 November 8 2003.*

10. P. B. LOCKHART, J. GIBSON, S. H. POND E J. LEITCH (2003) O ensino atual sugere que muitos doentes estão em risco de hemorragia prolongada durante e após procedimentos invasivos, devido a uma coagulopatia adquirida por doença sistémica e/ou por medicamentos. No entanto, o tratamento destes doentes é frequentemente o resultado de um dogma de longa data com pouca ou nenhuma base científica. A identificação de pacientes potencialmente em risco de hemorragia prolongada devido a tratamento dentário é efectuada. Alguns testes laboratoriais têm pouca ou nenhuma utilidade na prática dentária comunitária. A perda do funcionamento hepático, renal ou ósseo predispõe a coagulopatias adquiridas através de diferentes mecanismos, mas a relação com a hemostase oral é desconhecida. Dada a falta de normas estabelecidas e com base científica, a gestão dentária adequada requer alguns princípios de fisiopatologia para estas condições médicas e alguns testes laboratoriais padrão. Os regimes de medicamentos anticoagulantes são muitas vezes injustificados e/ou dispendiosos, e podem colocar os doentes em risco e mortalidade muito maiores do que o resultado improvável de hemorragia pós-operatória. Deve reconhecer-se que os eventos prolongados que se seguem a procedimentos dentários invasivos e, por conseguinte, a grande maioria dos doentes com suspeita de coagulopatias adquiridas são mais bem geridos no contexto da prática comunitária. *British dental journal volume 195 no. 8 october 25 2003.*

11. VIKRAM CHUGANI (2004) O autor tenta rever a literatura atual e concentrar-se no desenvolvimento de diretrizes relativas à gestão de doentes que tomam varfarina durante a realização de procedimentos encontrados no contexto dos cuidados primários e conclui que a maior parte da literatura recente relativa à varfarina e à cirurgia dentária que, com boas medidas locais, os procedimentos cirúrgicos orais de rotina podem ser realizados sem a necessidade de alteração do INR, quando este se encontra dentro do intervalo terapêutico. Ainda há muito espaço para mais estudos sobre os procedimentos encontrados esfera restauradora, embora, em geralestes sejam menos invasivos e tenham um menor risco de hemorragia do que os experimentados pelos nossos colegas de cirurgia oral. Muitos pacientes, que poderiam ser tratados de forma segura e muito mais conveniente no contexto dos cuidados primários, são encaminhados para o sistema hospitalar para serem tratados por uma série de especialistas em medicina dentária. De facto, muitos pacientes dizem que é aqui que ser tratados. O autor espera que este artigo tenha fornecido a informação de base necessária e um conjunto de diretrizes fáceis de seguir para prestar os cuidados de que estes doentes necessitam. *Dent Update 2004; 31: 379-384.*

12. HAROLD R. ROBERTS, DOUGALD M. MONROE E GILBERT C. WHITE (2004) Segundo o autor, o fator VIIa recombinante foi inicialmente desenvolvido para o tratamento de episódios hemorrágicos em doentes hemofílicos com inibidores dos factores VIII e IX. Após a sua introdução, também tem sido utilizado "off-label" para melhorar a hemostase em doentes não hemofílicos que apresentam episódios hemorrágicos que não respondem à terapêutica convencional. A evidência até agora indica que a utilização do fator VIIa em doentes hemofílicos com inibidores é segura e eficaz. Relatos anedóticos também sugerem que o produto é seguro e eficaz no controlo de hemorragias em doentes não hemofílicos. No entanto, a sua utilização nestas condições não foi aprovada pela FDA, e ainda não estão disponíveis provas conclusivas da sua eficácia a partir de ensaios clínicos controlados. Várias questões relacionadas com a utilização do fator VIIa requerem uma investigação mais aprofundada, incluindo o mecanismo de ação, a dose ideal, as indicações definitivas, a segurança final e os testes laboratoriais para monitorizar a terapêutica. *(Blood. 2004;104:3858-3864).*

13. KEERTHI GOLLA, JOEL B. EPSTEIN, AND ROBERT J. CABAY (2004) O objetivo do autor é atualizar os profissionais de medicina dentária relativamente aos progressos recentes na investigação das doenças hepáticas e identificar formas de cuidar eficazmente dos pacientes com disfunção hepática. Esta atualização do autor centrar-se-á na hepatite, hemocromatose, cirrose hepática, carcinoma hepatocelular e nas suas caraterísticas pertinentes para a gestão de doentes dentários. *(Oral Surg Oral Med Oral Pathol Oral Radiol Endod 2004;98:516-21).*

14. F. PEYVANDI, R. J. KAUFMAN, et al., (2006) De acordo com o autor, as deficiências dos factores de coagulação que não o fator VIII e o fator IX (afibrinogenemia, FII, FV, FV, FVIII, FVII, FX, FXI, FXIII) que causam perturbações hemorrágicas (RBD) são herdadas como traços autossómicos recessivos e são raras, com prevalências na população geral que variam entre 1 em 500 000 e 1 em 2 milhões para as formas homozigóticas. Como consequência da raridade destas deficiências, o tipo e a gravidade dos sintomas hemorrágicos, os defeitos moleculares subjacentes e o tratamento atual dos episódios hemorrágicos não estão tão bem estabelecidos como no caso da hemofilia A e B. O estudo da base genética destas doenças pode representar uma ferramenta importante para a prevenção através do diagnóstico pré-natal. O tratamento de doentes com RBD durante episódios hemorrágicos ou cirurgia é um desafio devido à falta de experiência e à escassez de dados. Para algumas deficiências, os concentrados de factores ainda não estão disponíveis e podem ocorrer complicações graves. Estas complicações podem ser minimizadas através da avaliação dos riscos de hemorragia e trombose, da utilização de meios hemostáticos que não os componentes sanguíneos ou da ausência de terapêutica. Os RBD constituem um problema para os autores de diretrizes porque não existem ensaios clínicos adequados que forneçam boas provas sobre a melhor forma de tratar estas pessoas. A falta de informação adequada sobre as manifestações clínicas, o tratamento e a base genética dos RBD poderia ser melhorada através da recolha de dados numa base de dados internacional (www.rbdd.org), com ligação a outras já publicadas. Esta poderia ser uma ferramenta útil para preencher a lacuna entre os dados clínicos e a prática clínica. Este artigo analisa a base genética dos RBD, os problemas e complicações do tratamento, os problemas na preparação de orientações adequadas para o tratamento e as perspectivas futuras do Registo Internacional de RBD. *Haemophilia (2006), 12, (Suppl. 3), 137-142.*

15. ANDREW BREWER, MARIA ELVIRA CORREA (2006) O objetivo do autor ao fornecer estas diretrizes é fornecer uma base para o desenvolvimento de protocolos locais para o tratamento dentário de pacientes com distúrbios hemorrágicos hereditários. O tratamento odontológico de pacientes com distúrbios hemorrágicos hereditários tem sido amplamente discutido na literatura com o objetivo de desenvolver diretrizes para procedimentos comuns. A maioria das diretrizes recomenda a utilização da terapia de substituição do fator de coagulação antes da cirurgia oral invasiva e a utilização do bloqueio do nervo alveolar inferior para o tratamento dentário restaurador. A dose de fator de coagulação utilizada varia e isto pode dever-se a problemas relacionados com a disponibilidade e o custo dos concentrados de fator em diferentes partes do mundo. *T R E A T A M E N T O D A H E M O P H I L I A MAIO 2006 - NO 40*

16. **P.GACINA ET AL., (2006)** O objetivo do autor é sugerir como os pacientes que recebem terapia anticoagulante oral devem ser geridos quando são realizados procedimentos dentários como extracções simples e múltiplas, cirurgias gengivais e alveolares. De acordo com os dados actuais, o autor conclui que, em doentes com níveis terapêuticos de anticoagulação, a cirurgia dentária pode ser cuidadosamente gerida sem alterar ou interromper a sua terapia anticoagulante. Os procedimentos devem ser realizados com o menor trauma possível e minimizando a necessidade de múltiplas extracções. A hemostase local com ácido tranexâmico, esponja de gelatina, cola de fibrina e

ou suturas deve ser suficiente se ocorrer hemorragia pós-operatória excessiva. *Ata Clin Croat, Vol.45, No.2, 2006.*

17. **ANURAG GUPTA, JOEL B. EPSTEIN, ROBERT J. CABAY (2007)** afirma que os prestadores de cuidados orais devem estar conscientes do impacto dos distúrbios hemorrágicos na gestão dos doentes dentários. O reconhecimento inicial de um distúrbio hemorrágico, que pode indicar a presença de um processo patológico sistémico, pode ocorrer na prática dentária. Além disso, os cuidados dentários profilácticos, restauradores e cirúrgicos de pacientes com distúrbios hemorrágicos são mais bem conseguidos por profissionais que conhecem a patologia, as complicações e as opções de tratamento associadas a estas condições. O objetivo do autor é rever os distúrbios hemorrágicos comuns e os seus efeitos na prestação de cuidados de saúde oral. ***JCDA** fevereiro 2007, Vol. 73, No. 1*

18. **D. J. PERRY, T. J. C. NOAKES AND P. S. HELLIWELL (2007)** De acordo com o autor, o objetivo destas orientações é fornecer aos profissionais de saúde, incluindo os dentistas dos cuidados primários, orientações claras sobre a gestão dos doentes que tomam anticoagulantes orais e que necessitam de cirurgia dentária. As diretrizes podem não ser apropriadas em todos os casos e as circunstâncias individuais dos pacientes podem ditar uma abordagem alternativa. *British dental journal volume 203 no. 7 oct 13 2007.*

19. **SHALU RAI ET AL (2010)** O objetivo do autor é rever a gestão dos distúrbios hemorrágicos comuns, juntamente com as suas considerações dentárias. O reconhecimento inicial de um distúrbio hemorrágico, que pode indicar a presença de um processo patológico sistémico, pode ocorrer na prática dentária. Os médicos dentistas devem estar conscientes do impacto dos distúrbios hemorrágicos no tratamento dos pacientes dentários. E conclui dizendo que os dentistas estão a enfrentar um número cada vez maior de condições - hereditárias, adquiridas e relacionadas com medicamentos - associadas a uma função hemostática anormal. Estas aumentam a possibilidade

de perda excessiva de sangue, má cicatrização de feridas e infeção. O dentista deve manter uma comunicação clara e aberta com o doente e o seu médico ou hematologista. Isto irá garantir que o dentista obtém informações completas sobre a gravidade e o controlo da condição do doente e conselhos sobre a gestão do doente antes e depois da cirurgia. *Journal of Oral Sign 2011, Vol 3, No 2.*

20. **CHRISTIAN BACCI ET AL., (2010)** Na sequência dos resultados favoráveis de um estudo anterior, o autor e o seu colega realizaram um grande estudo multicêntrico, prospetivo e de caso-controlo para avaliar a incidência de complicações hemorrágicas após a extração dentária em pacientes que tomam terapêutica anticoagulante oral (OAT). Não foram registadas hemorragias tardias pós-operatórias que exigissem hospitalização e/ou transfusões de sangue, e as medidas hemostáticas locais adjuvantes foram adequadas para parar a hemorragia. Os resultados do seu protocolo aplicado neste grande estudo multicêntrico mostram que as extracções dentárias podem ser realizadas com facilidade e segurança em pacientes ambulatórios anticoagulados sem qualquer modificação da terapia anticoagulante em curso, minimizando assim os custos e reduzindo o desconforto para os pacientes. *Thrombosis and Haemostasis 104.5/2010.*

21. **JAY. P. MALMQUIST (2011)** [2] O autor refere que os cirurgiões orais e maxilo-faciais realizam uma grande variedade de procedimentos cirúrgicos, incluindo a remoção de dentes, várias biópsias de tecidos, implantes endósseos e cirurgia maxilo-facial de grande porte. Uma das principais complicações destas várias técnicas cirúrgicas é a hemorragia não controlada. O melhor tratamento da hemorragia perioperatória é a prevenção. Isto inclui uma avaliação pré-operatória adequada do doente, o conhecimento dos vários distúrbios hemorrágicos e a caraterização dos métodos corretos de tratamento· Conclui que devem ser seguidos regimes de tratamento específicos para minimizar o risco de hemorragia pós-operatória, e é agora claro que a alteração da terapêutica anticoagulante já não é necessária para diminuir a incidência de

hemorragia pós-operatória após cirurgia oral e maxilofacial.*Oral Maxillofacial Surg Clin N Am 23 (2011) 387-394.*

22. **BOGUMIL LEWANDOWSKI, JOLANTA SZYMANSKA** (2011) utilizaram o penso fibrino-colagenoso Tachocomb após extracções dentárias no consultório dentário e concluíram que, através da aplicação do penso fibrino-gelatinoso Tachocomb, foi obtida uma hemostase eficaz sem interromper a terapia antitrombótica antes ou depois das extracções dentárias em 97,4% dos pacientes submetidos a um tratamento prolongado com anticoagulantes orais. *Aplicação do TachoComb aos pacientes que recebem anticoagulantes orais após a extração de dentes,*

23. **MOHAMAD HANI NOURI DALATI et al., (2012)** Os dentistas podem encontrar pacientes com vários tipos de distúrbios hemorrágicos na sua prática diária. O reconhecimento inicial desses distúrbios hemorrágicos e das suas possíveis causas sistémicas, bem como saber quando encaminhar esses casos para os cuidados secundários, desempenha um papel crucial e importante na redução de potenciais complicações e efeitos secundários negativos. O autor apresenta aqui um relato dos distúrbios hemorrágicos mais comuns que os dentistas podem encontrar na sua prática dentária diária. *Dent Update 2012; 39: 266-270.*

24. **SANDRA D'AMATO-PALUMBO (2012)** [1] fornece aos profissionais de medicina dentária informações gerais para o tratamento de pacientes com distúrbios hemorrágicos. As especificidades deste curso incluem: fisiologia básica do sistema hemostático; distúrbios hemorrágicos comuns e suas etiologias; testes laboratoriais necessários; e diretrizes actuais baseadas em evidências com o objetivo de desenvolver planos de tratamento individualizados para esses pacientes. Uma maior apreciação destes aspectos essenciais permitirá ao dentista tratar com êxito os doentes com distúrbios hemorrágicos. *Dentalcare January 17, 2012*

25. **FABIO WILDSON GURGEL COSTA (2013)** realizou uma revisão sistematizada da literatura sobre as principais medidas hemostáticas locais para o controle da hemorragia pós-operatória em pacientes anticoagulados e concluiu que as medidas hemostáticas locais mostraram-se eficazes de acordo com estudos previamente publicados e afirmou ainda que pacientes sob terapia anticoagulante são frequentemente submetidos à cirurgia oral, razão pela qual a necessidade de descontinuar ou não a anticoagulação representa um dilema para os cirurgiões-dentistas. Riscos potenciais estão envolvidos nessa situação, seja a decisão de descontinuar a medicação, que pode causar tromboembolismo, seja a de manter a dose terapêutica, que pode levar à hemorragia. Considerando os dados relatados na literatura, a descontinuação da medicação não parece ser necessária, desde que os médicos dentistas tomem precauções e utilizem medidas hemostáticas locais de forma eficiente e cuidadosa. Entretanto, mais estudos clínicos devem ser realizados para confirmar a eficácia dessas medidas hemostáticas locais. *Ata Cirúrgica Brasileira - Vol. 28 (1) 2013.*

26. **ATANASKA DINKOVA et al., (2013)** concluíram que os valores de INR devem ser obtidos nas 24 horas anteriores ao procedimento dentário. Para pacientes com INR na faixa terapêutica 2-4 ou abaixo, a terapia não precisa ser modificada ou descontinuada para extrações dentárias simples. Procedimentos cirúrgicos orais mais complicados e invasivos para doentes com um INR no limite superior da escala ou superior a 3,5 devem ser encaminhados para o médico para ajuste da dose ou alteração da terapêutica antes de procedimentos dentários invasivos, o risco de hemorragia pode ser minimizado por: utilização de esponjas de celulose oxidada ou colagénio, selantes de fibrina e colutórios com ácido tranexâmico utilizados quatro vezes por dia durante 2 dias. Condições co-mórbidas como doença hepática, perturbações da medula óssea, obstrução do trato biliar, má absorção, doença renal e cancros como a leucemia podem potenciar um problema hemorrágico existente. O aumento da inflamação dos tecidos orais em doentes que tomam OAT pode contribuir para hemorragias

excessivas, mesmo com procedimentos menores. Estes doentes NÃO devem ser submetidos a um procedimento dentário cirúrgico e devem ser encaminhados para um hospital dentário ou para um serviço hospitalar de cirurgia oral e maxilofacial. *J do IMAB. 2013, vol. 19, issue 4.*

27. **SOBIA RAFIQUE, JANICE FISKE, GUY PALMER E BLANAID DALY (2013)** o objetivo do autor é atualizar os clínicos sobre a gestão dentária de pacientes com distúrbios hemorrágicos hereditários e sobre como decidir o contexto mais adequado para a prestação de cuidados dentários, concluindo assim que os pacientes com distúrbios vasculares hereditários podem normalmente ser geridos nos cuidados primários utilizando medidas pós-operatórias locais. Alguns pacientes com doenças hemorrágicas hereditárias podem não ser diagnosticados até terem recebido tratamento dentário invasivo. Por conseguinte, os médicos têm de estar conscientes da necessidade de identificar as pessoas em risco para que o seu tratamento possa ser gerido de forma mais adequada. Os médicos poderão ter de decidir se algumas pessoas podem ser tratadas numa base de cuidados partilhados, alternando entre serviços especializados e cuidados primários, quando apropriado. *Dent Update 2013; 40: 613-628,*

28. **LAUREN L. PATTON** descreve o mecanismo básico da hemostase, as manifestações clínicas e os testes laboratoriais comuns que são efectuados e a classificação dos distúrbios hemorrágicos, como identificar um doente com um distúrbio hemorrágico e o tratamento e prognóstico de um doente com um distúrbio hemorrágico *(Bleeding and clotting disorders : Burket's oral medicine: diagnosis and treatment. 10ª ed. p.454-77).*

29. **L. ROY EVERSOLE** descreve a fisiopatologia, o diagnóstico das caraterísticas clínicas e as considerações clínicas para os cuidados dentários num doente identificado com um distúrbio hemorrágico. *(Essentials of oral medicine, capítulo 7, distúrbios hemorrágicos, p.61 a 66).*

30. **JIM MUNN (2013)** afirma que as deficiências ou defeitos dos componentes hemostáticos podem resultar em hemorragias. Embora não sejam tão familiares como a hemofilia ou a doença de von Willebrand (VWD) para a maioria dos médicos, existem várias coagulopatias raras que podem ser problemáticas para tratar e, por vezes, difíceis de diagnosticar. Estes distúrbios, embora raros, tornam-se mais prevalentes em sociedades consanguíneas ou em áreas do mundo onde o casamento entre familiares próximos é praticado e conclui que O conhecimento das caraterísticas clínicas, do diagnóstico e do tratamento de diáteses hemorrágicas raras é essencial para o enfermeiro especializado em distúrbios hemorrágicos e ajudará a conduzir a cuidados seguros, competentes e compassivos para os doentes afectados por estas condições. *(National Haemophilia Foundation 2013, rare coagulopathies p.1 a 25)*

31. **BICK R**, O autor dá uma breve ideia sobre a fisiologia básica da hemostase para que um doente clinicamente comprometido possa ser tratado em conformidade, *Disorders of Thrombosis. 3rd ed. Philadelphia: Lippincott, Williams & Wilkins; 2002.*

32. **LITTLE J, FALACE D, MILLER C, RHODUS N**, apresentaram um relato pormenorizado sobre como gerir um paciente com distúrbios hemorrágicos no consultório dentário, Dental Management of the Medically Compromised Patient. 7th ed. St Louis: Mosby Elsevier; 2008. p. 396-432.

33. **COTRAN R, KUMAR V, COLLINS T**, deu uma breve ideia sobre o mecanismo básico da hemostase e também sobre os testes laboratoriais que têm de ser efectuados antes do diagnóstico de uma doença hemostática, *Pathologic Basis of Disease. 6.ª ed. Philadelphia: W. B Saunders; 1999. p. 119-130; 633-40.*

34. **SONIS S, FAZIO R, FANG, L.** explained the causes for the decreased platelet production and and decreased platelet survival. *Princípios e Prática da*

Medicina Oral. 2nd ed.. Philadelphia: W. B. Saunders Company; 1995. p. 242-61.

35. **SCULLY C, CAWSON RA**[28] , refere que alguns doentes têm tendência para sangrar excessivamente após um traumatismo. A cirurgia é o principal risco em termos de cuidados de saúde oral para o doente com tendência para a hemorragia, mas as injecções de anestésicos locais de bloqueio regional também podem constituir um risco porque a hemorragia nos espaços fasciais do pescoço pode ameaçar a permeabilidade das vias respiratórias. A maioria das tendências hemorrágicas resulta da utilização de anticoagulantes, *Problemas médicos em medicina dentária. 4ª ed., Oxford, Londres e Boston. Oxford, Londres e Boston: Wright; Butterworth-Heinemann.*

BIBILOGRAFIA

1.Sandra D'Amato-Palumbo, RDH, MPS, Dental management of patients with bleeding disorders, Dental care, Revised January 17, 2012.

2. Jay. P. Malmquist, DMD, FICD, Complicações em cirurgia oral e maxilofacial: Gestão da hemostase e dos distúrbios hemorrágicos em procedimentos cirúrgicos, *Oral Maxillofacial Surg Clin N Am 23 (2011) 387-394.*

3. The early history of haemophilia treatment ; A personal perspective, British Journal of Haematology 111: 719-725.

4. Patton LL. Distúrbios da hemorragia e da coagulação. In: Burket's oral medicine: diagnosis and treatment. 10ª ed. Hamilton (ON): BC Decker; 2003. p.454-77.

5. L. Roy eversole, Essentials of oral medicine, capítulo 7, distúrbios hemorrágicos, p.61 a 66.

6. Keerthi Golla, DMD, Joel B. Epstein, DMD, MSD, FRCD(C), e Robert J. Cabay, MD, DDS, Doença hepática: Current perspectives on medical and dental management, Oral Surg Oral Med Oral Pathol Oral Radiol Endod 2004;98:516-21.

7. F. Peyvandi, r. J. Kaufman, et al., rare bleeding disorders, haemophilia (2006), 12, (suppl. 3), 137-142 .

8. I. L. Evans, M. S. Sayers, A. J. Gibbons, G. Price, H. Snooks, A. W. Sugar, Can warfarin be continued during dental extraction? Results of a randomized controlled trial, *British Journal of Oral and Maxillofacial Surgery* (2002) **40**, 248-252.

9. Lockhart PB, Gibson J, Pond SH, Leitch J. Considerações sobre o tratamento dentário do paciente com uma coagulopatia adquirida. Parte 1: Coagulopatias de doenças sistémicas. *Br Dent J* 2003; 195(8):439-45.

10. Wahl MJ. Mitos da cirurgia dentária em pacientes que recebem terapia anticoagulante. *J Am Dent Assoc* 2000; 131(1):77-81.

11. Andrew Brewer, Maria Elvira Correa, guidelines for dental treatment of patients with inherited bleeding disorders, . *T r e a t a m e n t o d a h e m o p h i l i a maio de 2006 - n.º 40.*

12. Shalu Rai, Mandeep Kaur, Distúrbios hemorrágicos, *Journal of Oral Sign 2011, Vol 3, No 2 (maio-agosto).*

13. Meechan JG, Greenwood M. General medicine and surgery for dental practitioners Part 9: haematology and patients with bleeding problems. *Br Dent J* 2003; 195(6):305 10.

14. Harold R. Roberts, Dougald M. Monroe e Gilbert C. White, The use of recombinant fator viia in the treatment of bleeding disorders, Blood, 15 de dezembro de 2004 - volume 104, número 13.

15. Greenwood M, Meecham JG. General medicine and surgery for dental practitioners. Parte 5: doença hepática. Br Dent J 2003;195: 71-3.

16. Christian Bacci1; Michele Maglione; Lorenzo Favero; Alessandro Perini; Roberto Di Lenarda; Mario Berengo; Ezio Zanon, Management of patients undergoing anticoagulant treatment, Thrombosis and Haemostasis 104.5/2010.

17. P.Gacina et al., Dental procedures in patients receiving oral anti coagulant therapy, *Ata Clin Croat, Vol.45, No.2, 2006.*

18. Sobia Rafique et al., Special Care Dentistry: Parte 1. Gestão dentária de doentes com distúrbios hemorrágicos hereditários, Dent Update 2013; 40: 613-628.

19. Vikram chugani, Management of Dental Patients on Warfarin Therapy in a Primary Care Setting, *Dent Update* 2004; 31: 379-384

20. D. J. Perry, t. J. C. Noakes and p. S. Helliwell , guidelines for the management of patients on oral anticoagulants requiring dental surgery, British dental journal volume 203 no. 7 oct 13 2007.

21. Atanaska dinkova, Donka kirova, Delyan delev, Management of patients on anti-coagulant therapy undergoing dentalsurgical procedures, J of imab. 2013, vol. 19, issue 4.

22. Jacky Samson, Management of patients under anti-platelet agents' treatment in odontostomatology, Oral Medecine and Oral Surgery Francophone Society.
23. Fabio Wildson Gurgel Costa et al., Medidas hemostáticas locais em pacientes anticoagulados submetidos à cirurgia oral, *Ata Cirurgica Brasileira - Vol. 28 (1) 2013 - 79.*
24. PD Cannon, VT Dharmar. Minor oral surgical procedures in patients on oral anticoagulants - a controlled study, Australian Dental Journal 2003;48:(2):115-118.
25. Hassan G. Moghadam, Marco F. Caminiti, Life-Threatening Haemorrhage after Extraction of Third Molars: Case Report and Management Protocol, J Can Dent Assoc 2002; 68(11):670-4.
26. **BOGUMIL LEWANDOWSKI, JOLANTA SZYMANSKA** , *Application of the TachoComb to the patients receiving oral anticoagulants after tooth extraction (2011).*
27. **Webster WP, McMillan CW, Lucas ON**, e outros. Gestão dentária do paciente com hemorragia. Uma revisão comparativa da terapia de substituição. Em: Ala F, Denson LW, editores. Haemophilia. Amsterdam: Excerpta Medica; 1973. p. 33-7.
28. **Scully C, Cawson RA**. Problemas médicos em medicina dentária. 4ª ed.. Oxford, Londres e Boston: Wright; Butterworth-Heinemann; 1997.

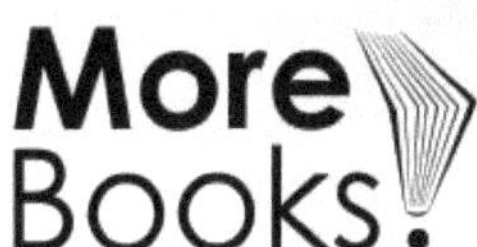

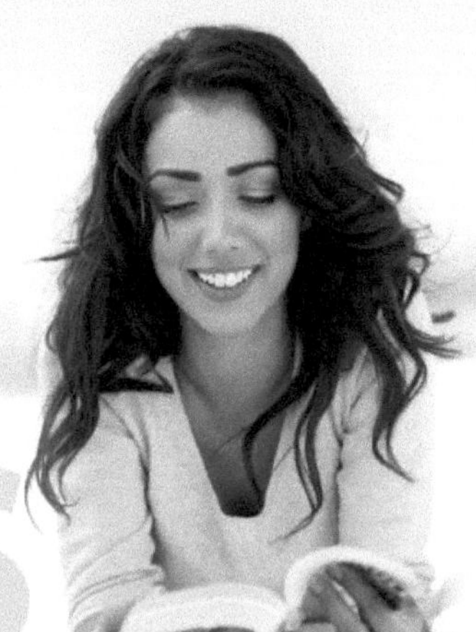

yes

I **want** morebooks!

Buy your books fast and straightforward online - at one of world's fastest growing online book stores! Environmentally sound due to Print-on-Demand technologies.

Buy your books online at
www.morebooks.shop

Compre os seus livros mais rápido e diretamente na internet, em uma das livrarias on-line com o maior crescimento no mundo! Produção que protege o meio ambiente através das tecnologias de impressão sob demanda.

Compre os seus livros on-line em
www.morebooks.shop

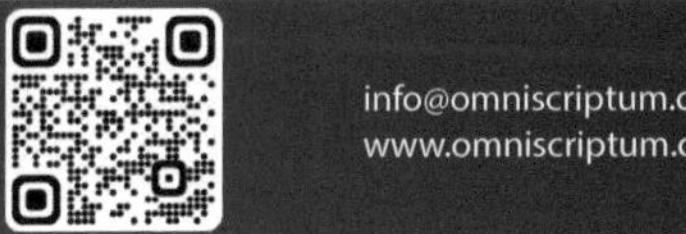

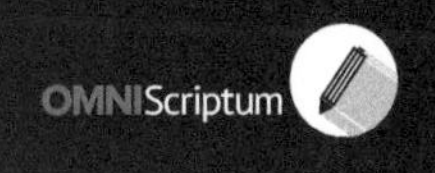

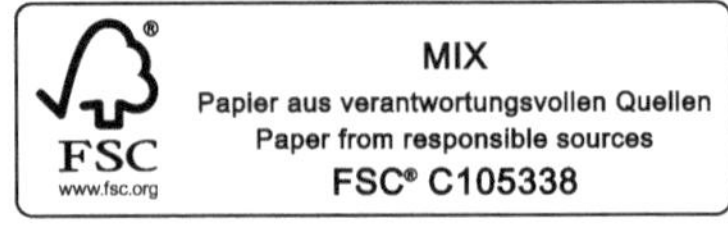

Printed by Books on Demand GmbH, Norderstedt / Germany